Anusati Thumm & Maria M. Kettenring

Waldmedizin

Die Heilkraft der ätherischen Baumöle

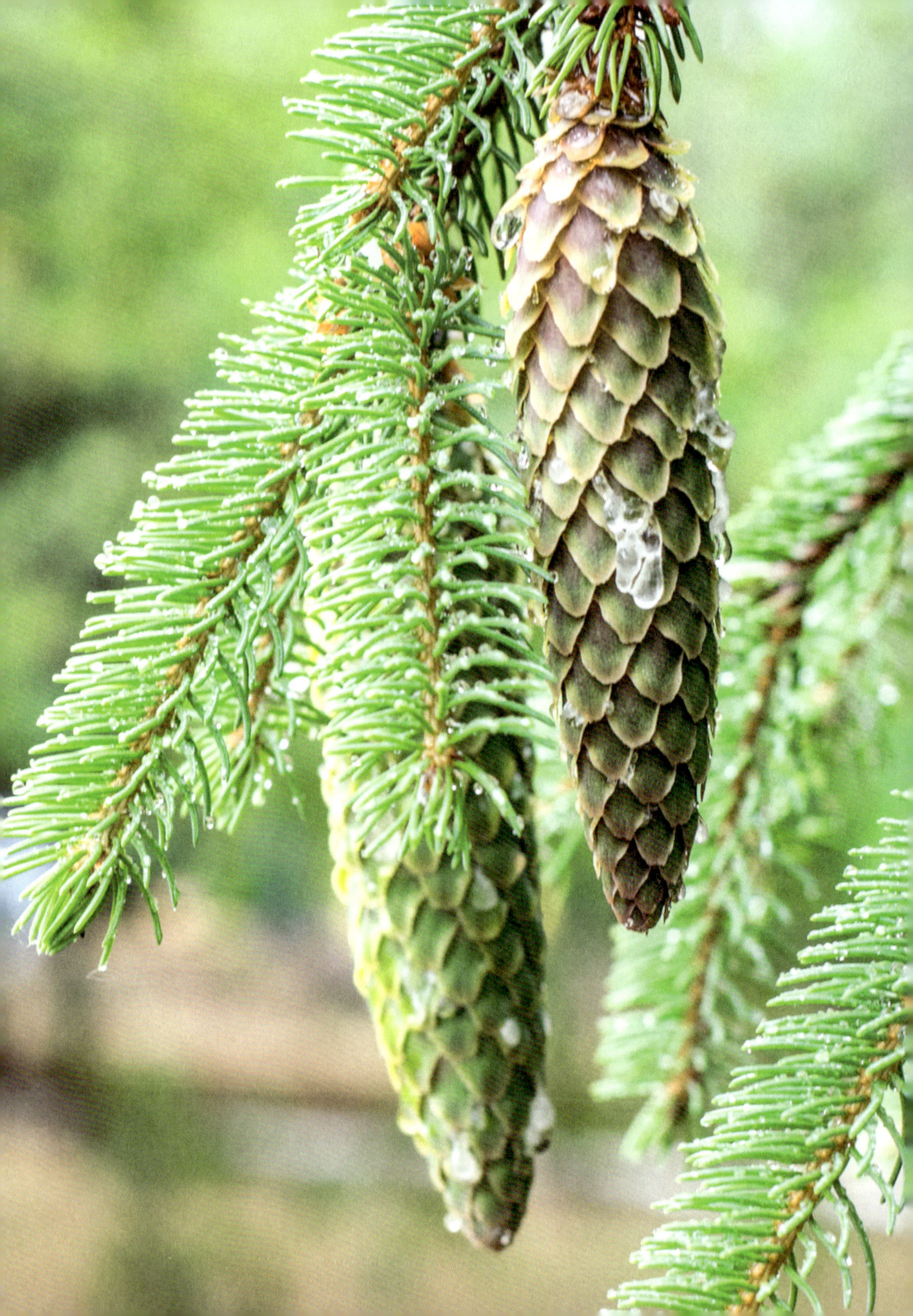

Anusati Thumm & Maria M. Kettenring

Waldmedizin

Die Heilkraft der ätherischen Baumöle

ulmer

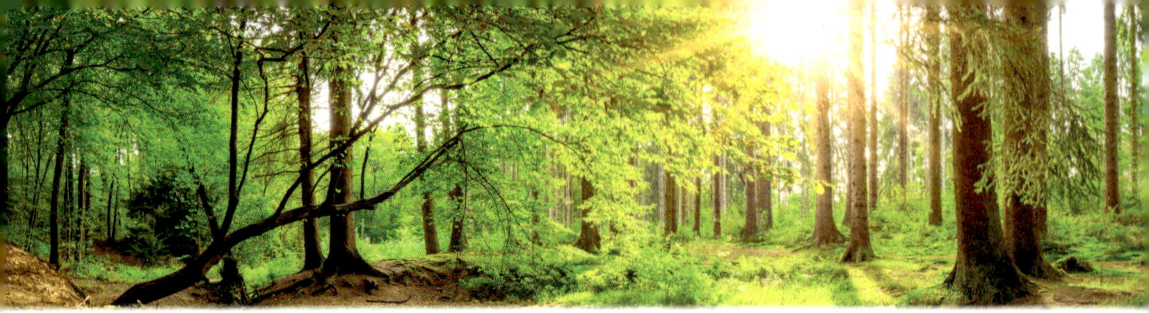

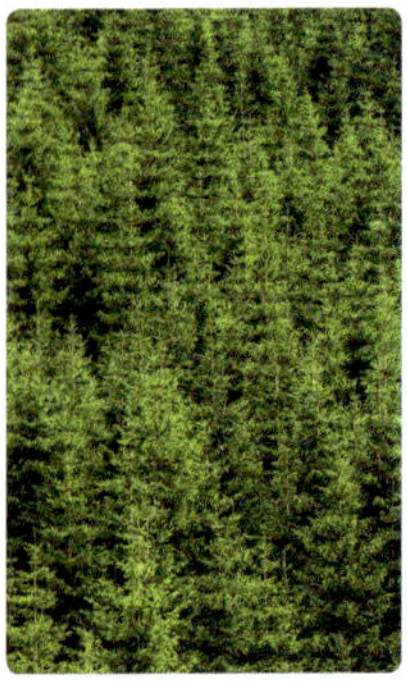

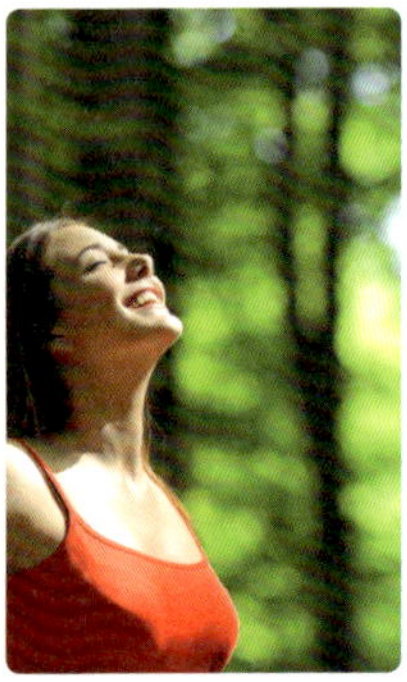

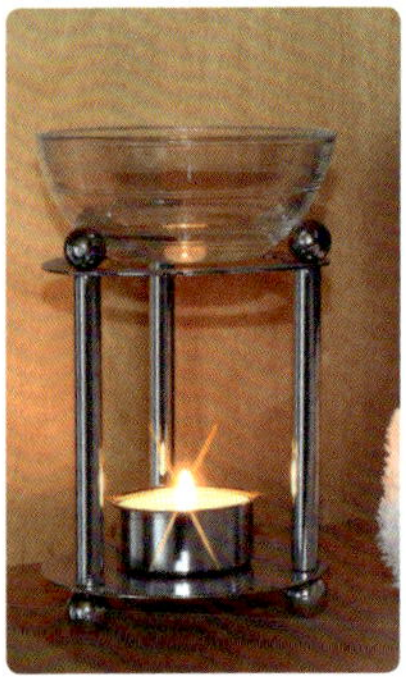

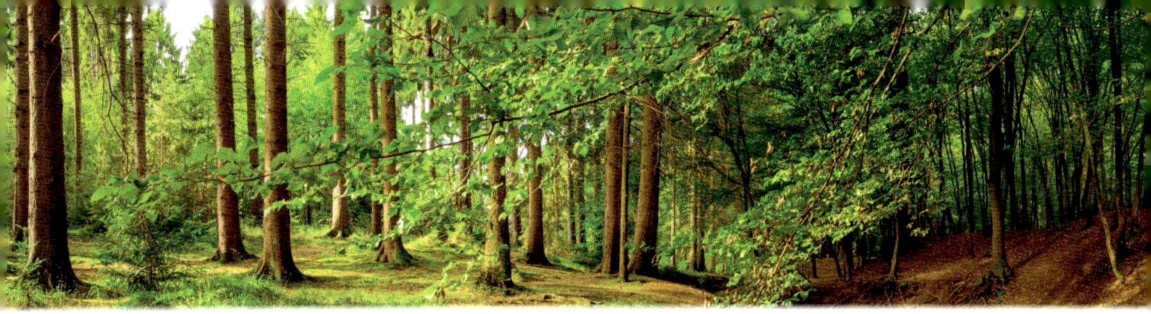

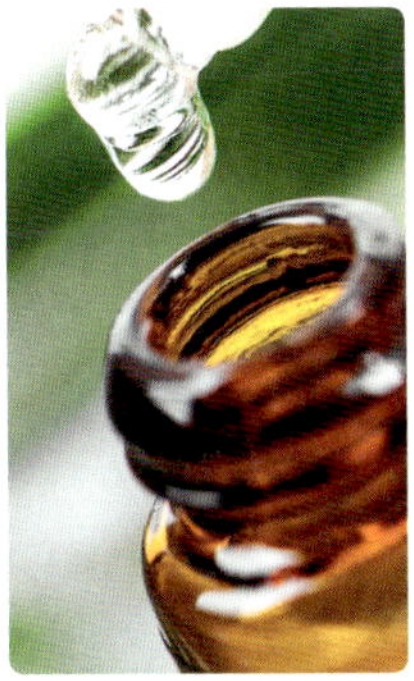

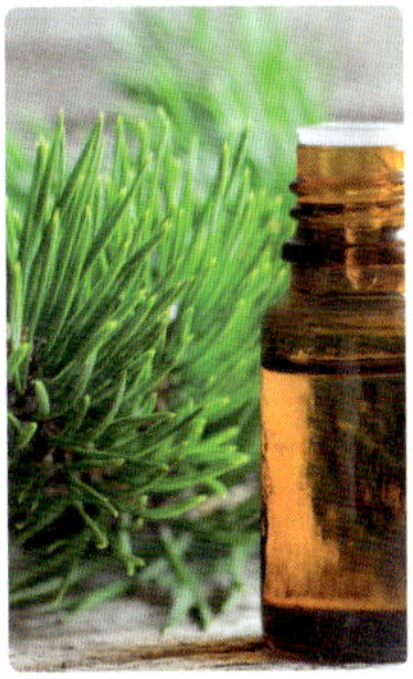

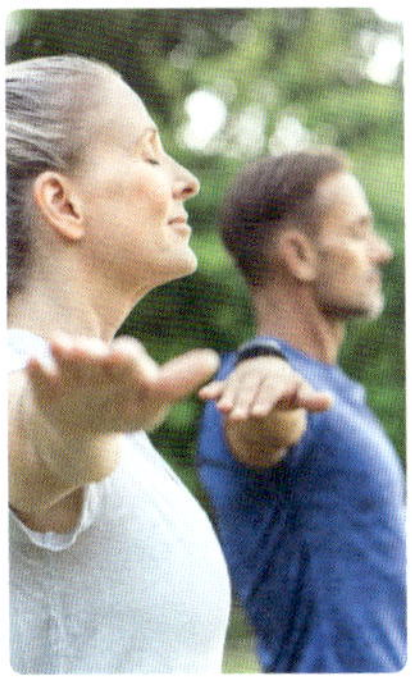

Vorwort

Es freut mich sehr, dass mit dem vorliegenden Buch einer sehr besonderen Gruppe ätherischer Öle Aufmerksamkeit zuteilwird. Baumöle berühren auf einer ganz anderen Ebene als zum Beispiel Zitrus- oder Blütendüfte. Sie vermitteln vor allem innere Kraft und Stärke.

Nadelbaumöle duften angenehm holzig und herb, manchmal sogar süßlich oder zitronig. Sie wirken wohltuend auf Bronchien und Lunge, vertiefen unsere Atmung und stärken das Immunsystem. Und sie erinnern uns an Kindheitserlebnisse im Wald, an das Klettern über Baumstämme und den Geruch von Harz an den Händen.

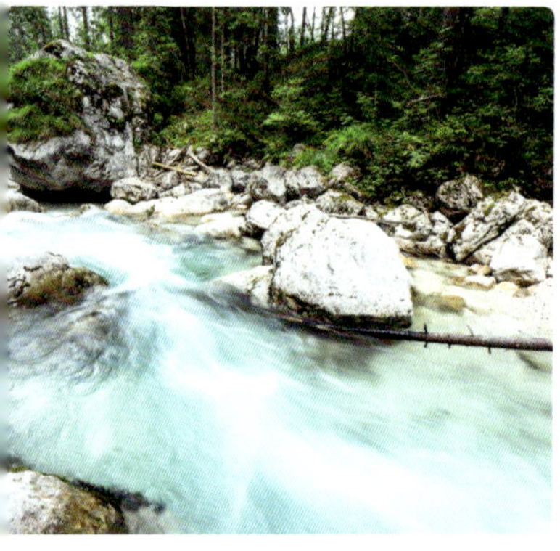

Schon früh begeisterte ich mich für „wilde Wälder". Als sechsjähriger Junge durfte ich mit meinen Eltern den Zauberwald bei Berchtesgaden durchstreunen. In meiner kindlichen Fantasie sah ich dort Zwerge, Trolle und Feen. Heute, nach 60 Jahren, fällt es mir leicht, diese Erinnerungen allein durch den Duft ätherischer Baumöle wieder wachzurufen.

Seit meinen ersten Kontakten mit Duftölen vor etwa 40 Jahren sind Nadelbaumöle meine Begleiter. Einen ganz besonderen Bezug habe ich zum Zirbelkieferöl. Sobald ich an einem Fläschchen Zirbenöl rieche, sehe ich diese herrlichen Bäume vor mir. Das Öl stärkt die Nerven, beruhigt das Gemüt und ist daher auch ein nützlicher aromatherapeutischer Helfer in stürmischen Zeiten des Lebens.

Meine erste Begegnung mit Zirben war in jungen Jahren, beim Skifahren in einem späten Winter im März. Es war ein warmer, sonnendurchfluteter Tag, und ich sah auf einmal einen Lichtkranz über einem Zirbenwald – wie eine leuchtende Aura. Später erfuhr ich, dass es sich dabei um ätherische Öle handelte, die Nadelbäume zum Schutz vor intensiver Sonneneinstrahlung abgeben.

Zirben sind für mich wahre Schutz- und Kraftbäume. Sie sind Meister des Überlebens bei extremen Witterungsbedingungen in hohen Bergregionen.

Wenn ich sie dort aufsuche, frage ich sie gern, ob sie mir von ihrer Kraft etwas abgeben mögen. Nach einer Weile bedanke ich mich bei ihnen und fühle mich durch die Begegnung gestärkt und erfüllt.
Auch das wunderbar duftende Holz der Zirben begleitet mich schon lange. Da das Holz damals schwer erhältlich war, fuhr ich aufs Geratewohl mit Freunden vom Allgäu ins Paznauntal, in der Hoffnung, dort eine Sägerei zu finden, die auch Zirbenholz verarbeitet. Erst nach längerem Suchen fanden wir unser „Glück". Zu dem begehrten Holz erhielten wir von dem Sägewerksbesitzer auch Informationen über das rücksichtsvolle Schlagen dieser besonderen Bäume, deren Lebensraum sich aufgrund der Klimaveränderung immer weiter in die Hochlagen der Alpen zurückzieht.
Gut zu wissen, dass der Destillateur unseres Zirbenöls in Südtirol nur die Zweige bereits geschlagener Zirben destilliert – das heißt nur von Zirben, die für den Möbelbau oder weil sie zu eng standen, geschlagen wurden. Als Hersteller für hundert Prozent naturreine ätherische Öle steht für uns die nachhaltige und die Natur schonende Gewinnung der Rohstoffe an oberster Stelle. Auch unser Latschenkieferöl aus Südtirol wird ausschließlich aus dem Bestandsrückschnitt gewonnen.
Neben den gesundheitsfördernden Wirkungen der in diesem Buch beschriebenen Nadelbaumöle erfahren Sie auch viele weitere Informationen und überlieferte Geschichten zu den Bäumen.
Die beiden Autorinnen Anusati Thumm und Maria M. Kettenring engagieren sich seit über 30 Jahren unermüdlich für die Aromatherapie und begleiten Primavera Life von den ersten Stunden an. So freue ich mich besonders, dass sie jetzt ihre Erfahrungen sowie eine Fülle an Informationen zu diesen wohlduftenden Ölen niedergeschrieben haben.
Ich sehe *Waldmedizin* als einen nützlichen Beitrag zur Gesundheitsvorsorge und wünsche Ihnen, liebe Leserinnen und Leser, viel Freude und Inspiration mit der Lektüre. Mögen die ätherischen Öle des Waldes vielen Menschen Kraft, Durchhaltevermögen und Gesundheit schenken.

Oy-Mittelberg im August 2018,

Kurt Ludwig Nübling
Mitgründer und Miteigentümer der Firma PRIMAVERA LIFE

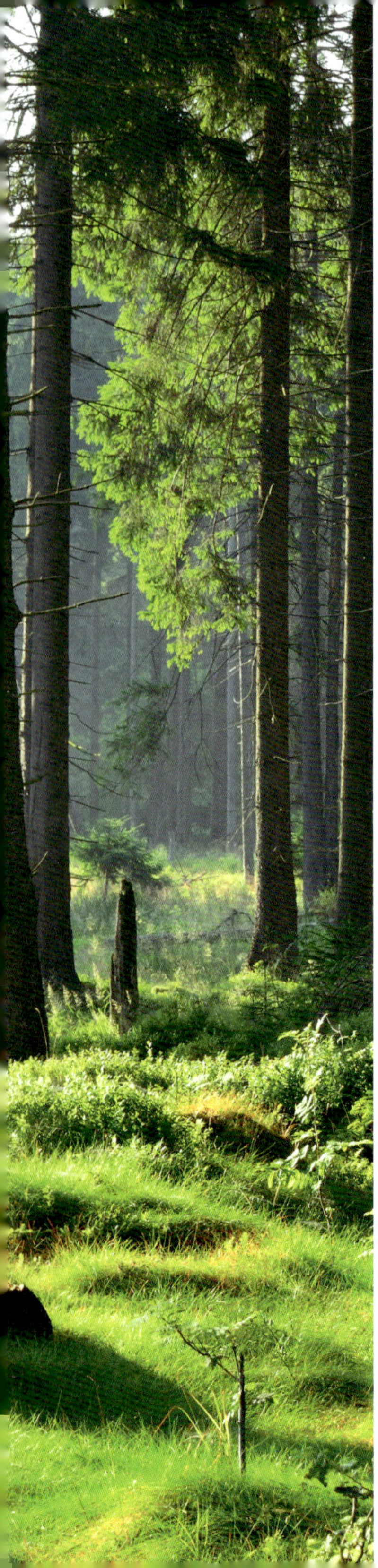

Mein Wald, mein Leben

Ich sah den Wald im Sonnenglanz,
Vom Abendrot beleuchtet,
Belebt von düstrer Nebel Tanz,
Vom Morgentau befeuchtet:
Stets blieb er ernst, stets blieb er schön,
Und stets mußt´ ich ihn lieben.
Die Freud´ an ihm bleibt mir besteh´n,
Die andern all zerstieben.

Ich sah den Wald im Sturmgebraus,
Vom Winter tief umnachtet,
Die Tannen sein in wirrem Graus,
Vom Nord dahingeschlachtet;
Und lieben mußt´ ich ihn noch mehr,
Ihn meiden könnt´ ich nimmer.
Schön ist er, düsterschön und hehr,
Und Heimat bleibt er immer.

Ich sah mit hellen Augen ihn,
Und auch mit tränenvollen;
Bald hob er meinen frohen Sinn,
Bald sänftigt er mein Grollen.
In Sommersglut, in Winterfrost,
Konnt´ er mir mehr nicht geben,
So gab er meinem Herzen Trost;
Und drum: Mein Wald, mein Leben!

Emerenz Meier (1874–1928)

Einleitung

Seit den Veröffentlichungen fernöstlicher Forschungsergebnisse über die Heilkräfte des Waldes und die therapeutische Wirkung des „Waldbadens" stehen auch unsere heimischen Wälder im Fokus der Öffentlichkeit und erleben ein wahres Comeback.

Koreanische und japanische Wissenschaftler konnten durch Studien belegen, dass Aufenthalte im Wald erhöhten Blutdruck senken und unser Immunsystem nachhaltig stärken. Weitere internationale wissenschaftliche Studien bestätigten ebenfalls die positive Auswirkung des Waldes auf Körper, Seele und Geist. All diese Forschungsergebnisse zeigen, dass unsere alte Volksmedizin mit so manchem Heilmittel aus dem Wald „richtig" lag. Inspiriert durch die Ergebnisse der oben genannten Studien und aufgrund eines steigenden Bedarfs an Entspannung und Stressreduktion, reifte in uns die Idee, dieses Buch zu schreiben. Hier legen wir den Fokus auf den therapeutischen Nutzen ausgewählter ätherischer Baumöle. Sie enthalten viele Inhaltsstoffe, vor allem Terpene, und haben nachweislich ein äußerst vielseitiges Wirkspektrum sowie immunstärkende, stressreduzierende und schlafunterstützende Eigenschaften. Zusammen mit weiteren chemischen Stoffen sind sie in der Waldluft nachweisbar und werden mit jedem Waldspaziergang eingeatmet. In der Aromatherapie gelten Terpene und Terpenverbindungen als sehr heilkräftige Wirkstoffe, deren pharmakologische Bedeutung seit drei Jahrzehnten eingehend untersucht wird.

Auf unseren Duft-, Studien- und Seminarreisen zu Destillen in Südtirol und Korsika haben wir gesehen und gelernt, wie viele Parameter bei der Gewinnung der Baumöle zu beachten sind, um qualitativ hochwertige ätherische Baumöle zu erhalten. Neben viel technischem Wissen, Geduld und Erfahrung benötigt man letztendlich auch die Liebe zu den hochwertigen Düften, damit am Ende die Qualität stimmt. Es ist stets sehr berührend für uns, mit Menschen in Kontakt zu kommen, die ihre Zeit und ihr Engagement diesen heilkräftigen Düften widmen.

Gern möchten wir Sie mit diesem Buch einladen, in die Welt der Walddüfte einzutauchen und die vielfältigen Heilwirkungen und Anwendungsmöglichkeiten dieser ausgewählten ätherischen Baumöle zu entdecken.

Ihre

Anusati Thumm und Maria M. Kettenring, im August 2018

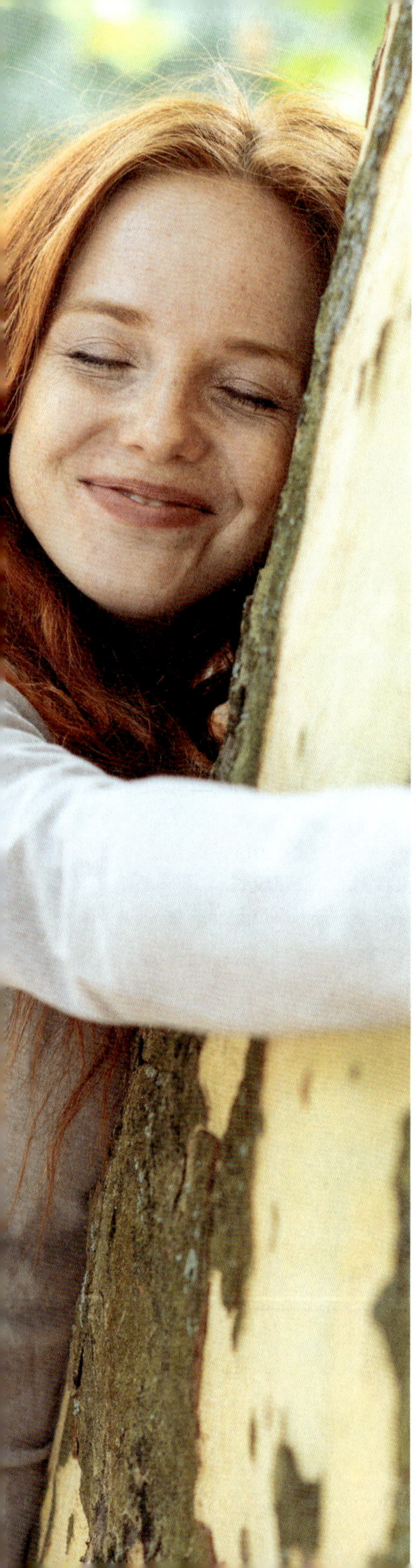

Weißt du, dass Bäume reden?
Sie sprechen miteinander
und sie sprechen zu Dir, wenn Du zuhörst.
Ich selbst habe viel
von den Bäumen erfahren,
manchmal über das Wetter,
manchmal über die Tiere,
manchmal über den großen Geist.

Häuptling Tatanga Mani

Der Wald gestern und heute

Vom Urwald zum Kulturwald

Bäume existieren auf unserer Erde seit circa 360 Millionen Jahren. Sprachgeschichtlich ist der Wald mit „wild“, im Sinne des Wilden, Ursprünglichen, verwandt. Wildes Waldland war Niemandsland. Zu Beginn der christlichen Zeitrechnung muss ein Großteil Deutschlands Waldland gewesen sein. Das Leben der Menschen war damals ganz an das Ökosystem des Waldes angepasst. Der Wald gehörte allen und konnte von allen genutzt werden. Als die Römer bei uns in Mitteleuropa eintrafen, waren sie entsetzt über die riesigen Wälder. Plinius zum Beispiel schrieb: „Sie bedecken das ganze übrige Germanien und fügen zur Kälte noch das Dunkel der Schatten …“
Durch den Einfluss der Römer kam es zu einer tiefgreifenden Veränderung des mitteleuropäischen Landschaftsbildes. Holz wurde Baustoff und Energieträger. Der Wald musste dem Weizen, der Weinrebe und der Edelkastanie weichen. Außerdem brachten die Römer Apfelbäume, Quitten, Walnussbäume und Zwetschgen in unsere mitteleuropäische Region.
Im frühen Mittelalter, als die Bevölkerungsdichte zunahm, schränkte man die allgemeine Waldnutzung immer mehr ein. Der Begriff „Forst“ für Wald ist abgeleitet vom lateinischen Begriff „foris“ und bedeutet „draußen“ oder „abgezäunt“. Er bezeichnete früher Wälder, die im Besitz des Königs, der Kirche oder des Adels waren. Daneben gab es kleinere „gemeine“ Wälder, die jedermann nutzen konnte.
Während des späteren Mittelalters rissen immer mehr Landesherrn das Privileg der Jagd an sich. Infolgedessen verloren die Bauern das Jagdrecht in den „gemeinen Wäldern“. Wer sich nicht daran hielt, wurde der Wilderei beschuldigt und bestraft.
Auch wenn bereits unter der Herrschaft der Merowinger große Waldflächen abgeholzt wurden, begann die Zeit der großflächigen Waldrodung erst ab dem 11. Jahrhundert. Viele Ortsnamen, die mit „rode“ oder „reut“ enden, weisen auf diese Zeit der Waldrodung hin, zum Beispiel Walsrode in Niedersachsen.
Ob für Bauholz oder für den Schiffsbau oder zur Produktion von Holzkohle zur Befeuerung von Schmelzöfen oder Glashütten, der Wald wurde über Jahrhunderte hinweg ausgebeutet. Die Pflege und Wiederaufforstung wurde hingegen vernachlässigt,

sodass im 18. Jahrhundert die Holznot um sich griff. „Der Wald, der Wald! Dass Gott ihn grün erhalt!“, schrieb Joseph von Eichendorff (1788–1857).

In dieser Zeit wuchs die Erkenntnis, wie sehr die Menschen auf den Wald angewiesen sind, und es wurde eine geregeltere Forstwirtschaft eingeführt. Man begann, mit der anspruchslosen Fichte Monokulturen anzupflanzen und den Wald als reinen Holzlieferanten zu betrachten. „Materia“ ist der lateinische Begriff für Nutzholz und geht auf dieselbe Wurzel wie „mater“ (Mutter) oder „matrix“ (Mutterleib) zurück. Das Holz war demnach die Urmutter in allen Bereichen der Kultur und des Wirtschaftslebens in Mitteleuropa. Lange Zeit nutzten die Menschen Holz als Baustoff, Brennstoff und für die vielen Gegenstände des täglichen Gebrauchs. Die Zeit vom Mittelalter bis ins 19. Jahrhundert wird deshalb manchmal auch gern als „hölzernes Zeitalter“ beschrieben.

Wenn wir heute die Umgebung, in der wir leben, genauer betrachten, entdecken wir, dass wir uns fast immer in einer Kulturlandschaft, also in einer von Menschenhand gestalteten Landschaft, aufhalten. Überließen wir dieses Land sich selbst, wäre unsere Umgebung in kurzer Zeit wieder komplett bewaldet.

In deutschen Wäldern gibt es heute noch circa 76 verschiedene Baumarten. Die meisten sind sehr anpassungsfähig und deshalb von den Alpen bis an die Küsten zu finden. Bestimmte Baumarten, wie zum Beispiel die Kiefer, haben sich der Trockenheit angepasst und wachsen daher auch auf sandigen Böden in Küstennähe der Ostsee, wo sie gern kleine Wälder bilden.

Die vier häufigsten Baumarten, Fichte (28 Prozent), Kiefer (24 Prozent), Buche (15 Prozent) und Eiche (10 Prozent), nehmen über Dreiviertel unserer Waldflächen ein. Erfreulicherweise ist wieder ein Zuwachs bewaldeter Flächen in Deutschland zu beobachten, sodass heute ein Drittel unserer Landschaft durch den Wald geprägt ist.

Einhergehend mit der Aufforstung nimmt allerdings auch der Holzeinschlag seit 2015 wieder kräftig zu. Deutschland ist hinter Schweden und Finnland der drittgrößte Holzproduzent Europas, ein Großteil der hierzulande gefällten Bäume „geht durch den Kamin“. Der Wald ist ein lukrativer Wirtschaftsraum mit zunehmender Bedeutung, die deutsche Holzindustrie freut sich über Jahresumsätze von circa 30 Milliarden Euro.

Der kurzfristige profitable Holzeinschlag steht aber häufig im Widerspruch zu nachhaltigem Naturschutz und der weitreichenden Bedeutung sowie den vielseitigen Aufgaben des Waldes. Aus diesem Grund hat sich unsere Bundesregierung zum Ziel gesetzt, bis zum Jahre 2020 fünf Prozent des deutschen Waldes sich selbst zu überlassen – sozusagen als „Urwald“ von morgen.

Weltweit sind circa 31 Prozent der Landflächen mit Wald bedeckt, das sind rund vier Milliarden Hektar. Vor allem in Entwicklungs- und Schwellenländern werden jährlich rund 13 Millionen Hektar Wald und Urwald gerodet, um mehr Flächen für Weideland und gigantische Mais- und Sojafelder zu erhalten. Da die Wälder unserer Erde von elementarer Bedeutung für das globale Klima und für die Erhaltung der biologischen Vielfalt sind, müsste diese Entwicklung aufgrund der immer bedrohlicher werdenden Auswirkungen einer weltweiten Klimaveränderung unbedingt gestoppt werden.

Der Wald – ein großer Organismus

Wälder sind voller Leben: Hier gedeihen Tausende Pflanzen, Moose, Flechten, Pilze und Tiere, insbesondere Kleinsttierarten. Sie alle sind über vielschichtige Beziehungen in einem Kreislauf miteinander verbunden.

Kleine Tümpel oder gestautes Wasser lassen einen besonderen Artenreichtum entstehen. Neben feuchtigkeitsliebenden Pflanzen können sich hier Wasservögel, Frösche, Biber und viele weitere Tierarten ansiedeln. Nachts werden Motten, Siebenschläfer, Uhus und Eulen, Dachse und Marder aktiv – der Wald schläft nie.

Bäume kommunizieren untereinander, mit anderen Lebewesen, über und unter der Erde. Durch Aussenden bitterer oder sogar giftiger Duftstoffe können Bäume sich zur Wehr setzen, wenn sie von Schädlingen befallen werden. Gleichzeitig „informieren“ sie über Duftstoffe ihre Artgenossen, sodass sich Schädlinge gar nicht erst auf ihnen niederlassen. Unter der Erde verständigen sich Bäume mittels chemischer und elektrischer Impulse über ihr Wurzelwerk. Daran beteiligt sind Fäden von Pilzen, sogenannte Hyphen, die ein unterirdisches Netzwerk anlegen. Wissenschaftler sprechen zwischenzeitlich tatsächlich vom „Wood Wide Web“.

Warum Bäume für uns Menschen wichtig sind

Bäume sind beeindruckende Wunderwerke der Natur. Und sie werden oft sehr alt.

Sie trotzen Wind und Sturm, Trockenheit und Minustemperaturen und filtern Tonnen von Giftstoffen aus der Luft.

Bäume tragen maßgebend zum Wohl unserer Gesundheit und unserer Umgebung bei und beeinflussen unsere klimatischen Bedingungen. Sie nehmen die für uns schädlichen Stoffe wie Kohlendioxid, Stickoxide und Ozon auf und binden den schädlichen

Feinstaub. Die große Oberfläche der Blätter kann enorme Mengen an Regenwasser auffangen und gibt sie langsam an das Erdreich ab. Das Ökosystem der weitflächigen Wurzelschicht wirkt wie ein Schwamm und schützt unsere Böden vor Erosion und Überschwemmung. Nicht zu unterschätzen ist der Wald in seiner Funktion als Klimaanlage. In den Städten schützen uns Bäume vor Hitze und Sonnenlicht und sorgen für eine angenehme Kühle.

Von Bräuchen, Mythen und Waldwesen

Der Wald war für unsere Vorfahren jahrtausendelang ein heilsamer Ort, in dem sich Baumgeister, Naturwesen und göttliche Kräfte versammelten und den Menschen zu Hilfe kamen. Die Verehrung der Bäume war demnach eine Art Urreligion. Man übertrug Krankheiten auf Bäume, besuchte „heilige Bäume", um Kraft zu tanken, sprach Gericht unter Bäumen und tanzte ausgelassen unter einem Maibaum in den Frühling. Oft waren Bäume auch Mittelpunkt und Treffpunkt eines Dorfes.

Alte mythische Texte und Überlieferungen nordischer Völker zeigen, dass einige Volksstämme ursprünglich glaubten, aus dem Wald und vom Baum abzustammen. In der nordischen Mythologie wird die Ulme (Embla) von den Göttern zur Frau geformt und der Mann aus der Esche (Ask) erschaffen. Die Römer stellten sich wilde halbmenschliche Wesen – Silvane und Faune – vor, die im Wald hausten und später zum Menschen wurden. Diese wilden Waldmenschen tauchen in vielen Sagen, z. B. in der Artus- und Tristansage, auf und werden erst dann zum „richtigen" Menschen, wenn sie anderen Menschen begegneten oder Liebe erfuhren.

Außer diesen „wilden Männern" besiedelten – vor allem für die Menschen des Mittelalters – viele andere Wesen den Wald: Naturgeister wie Feen, Nymphen, Waldfräulein, Elfen, Kobolde, Zwerge, Trolle, Holz- und Moosjungfern und die Saligen. Unzählige Märchen und Mythen berichten von den Taten dieser Naturwesen in den Wäldern.

Die Kirche ließ im Zuge der Christianisierung viele heilige Bäume und Haine abholzen, um die Menschen „auf den rechten Weg" zu bringen. Bäume als heilige Orte zu verehren und an Naturgeister zu glauben galt als heidnischer Brauch.

Alte Volkssagen, aber auch moderne Märchen spielen häufig im Wald und erzählen von der Kraft, der Dunkelheit, der Gerechtigkeit und der Magie der Bäume.

Im Märchen „Das kalte Herz“ von Wilhelm Hauff (1802–1827) wird der gute Baumgeist einer riesigen alten Tanne von Köhler Munk beschworen, ihm drei Wünsche zu erfüllen. Als dieser ihm die Wünsche erfüllt hat, wird Munk zum Spieler, geht seiner Arbeit nicht mehr nach und verliert all sein Geld. Daraufhin lässt er sich mit einem bösen Baumgeist ein und tauscht sein Herz gegen einen kalten Stein.
Bäume symbolisieren Lebenskraft, Standhaftigkeit und Durchsetzungskraft. Und sie verkörpern die uralte Sehnsucht der Menschen nach dem ewigen Leben.
In vielen Redewendungen spiegelt sich bis heute die enge Beziehung zwischen Mensch und Baum wider: „Jemand ist aus gutem Holz geschnitzt, stämmig, verwurzelt oder entwurzelt.“ Aber auch in Ausdrücken wie „abstammen“, „sich aufbäumen“ oder „man sieht vor lauter Bäumen den Wald nicht“ und „einen alten Baum verpflanzt man nicht“. Man sollte auch niemals „den Ast absägen, auf dem man sitzt“.
Die Beziehung „Mensch und Baum“ ist uralt. Wenn ein Kind geboren wurde, pflegten bereits die Römer den Brauch, einen Baum zu pflanzen. Vom Gedeihen des Baumes wurde auch auf die Zukunft des Kindes geschlossen und umgekehrt. In manchen ländlichen Regionen wird bis heute die Plazenta eines Babys im Garten vergraben und an dieser Stelle ein Geburtsbäumchen gepflanzt. Bäume bei der Geburt eines Kindes zu pflanzen war lange Zeit geradezu notwendig, um genügend Nahrung für die größer werdende Familie bereitstellen zu können. So war es noch im 18. Jahrhundert Pflicht des Bräutigams, vor der Hochzeit Obstbäume zu pflanzen. Dies wird belegt durch den Auszug aus Johann Peter Hebels „Schatzkästlein des rheinischen Hausfreunds“ aus dem Jahre 1806:
„Wenn ich mir einmal so viel erworben habe, daß ich mir ein eigenes Gütlein kaufen und meiner lieben Frau Schwiegermutter ihre Tochter heiraten kann und der liebe Gott beschert mir Nachwuchs, so setze ich jedem meiner Kinder ein eigenes Bäumlein, und das Bäumlein muss heißen wie das Kind, Ludwig, Johannes, Henriette, und ist sein eigens erstes Kapital und Vermögen, und ich sehe zu, wie sie miteinander wachsen und gedeihen und wie nach wenigen Jahren das Büblein selber auf sein Kapital klettert und die Zinsen einzieht.“
Nicht nur in unseren Breiten, sondern weltweit war es die Aufgabe von jungen Menschen, Bäume anzupflanzen, um für die zukünftigen Generationen zu sorgen. In einem Sprichwort aus China hört sich das folgendermaßen an:
„Planst du für ein Jahr, so säe Korn, planst du für ein Jahrtausend, so pflanze Bäume“ (Kuan Chung).

Bäume in der traditionellen Volksmedizin

Wie eingangs schon erwähnt, lebten unsere Vorfahren in Mitteleuropa in komplett bewaldeten Regionen. Das Tiefland war mit dichten Laubwäldern bedeckt, vor allem mit Buchen und Eichen, während in den Mittelgebirgen und Alpen Nadelbäume, vor allem Fichten und Tannen, überwogen. In diesen wilden, ursprünglichen Wäldern lebten die Menschen als Jäger und Sammler. Der Wald mit seiner Flora und Fauna bot ihnen Lebensmittel und Heilmittel, Heizmaterial, Baumaterial und Bekleidung.
So ist es nicht erstaunlich, dass wir bereits in frühen volksheilkundlichen Texten großes Wissen über die heilenden Eigenschaften von Blättern, Nadeln, Blüten, Rinden, Baumharzen und Wurzeln finden können, aber auch über die besondere Kraft und Schutzwirkung der Bäume und des Waldes. Es wurden Tees, Bäder, Tinkturen, Salben, Sirupe und Latwerge hergestellt und als Medizin verwendet – besonders verbreitet waren Räucherungen. Folgend einige Anwendungsbeispiele aus der traditionellen Volksmedizin:

Räucherung

Räucherungen wurden vor allem zur Desinfektion von Krankenzimmern und besonders in Zeiten der Pest angewendet. Das sogenannte „Neunerlei-Not-Feuer" ist wohl auf germanische Überlieferungen zurückzuführen und wurde noch im Mittelalter praktiziert. Aus neun verschiedenen Holzarten entzündete man bei Sonnenaufgang ein Feuer. Nachdem das Feuer heruntergebrannt war, wurden zur Eindämmung von Seuchen und Krankheiten Tiere durch die Glut getrieben.

Harze

Harze der Tanne oder Fichte wurden wie Kaugummi gekaut, um das Zahnfleisch zu stärken. Harze aller Kieferngewächse verräucherte man in der Winterzeit in den stickigen, dunklen Stuben, um die Luft von Krankheitserregern zu befreien und bei Husten Erleichterung zu bringen. Aus vielen Harzen wurden Salben hergestellt, die man auf Narben, Furunkel und schlecht heilende Wunden auftrug.

Nadeln

Die Nadeln sämtlicher Kieferngewächse wurden 30 bis 90 Minuten gekocht und der Sud anschließend ins Badewasser gegeben. Das galt als besonders heilkräftig und lin-

dernd bei Rheuma und Gelenkschmerzen, aber auch als stark nervenberuhigend. Junge Fichten- und Tannenspitzen mit ihrem hohen Vitamin-C-Anteil wurden roh gegessen oder mit Honig oder Zucker für den Winter als Sirup zubereitet.
Der berühmte Franzbranntwein hat eine über 300-jährige Geschichte und gehört zu den Klassikern der Naturheilkunde. Als das Heilmittel „Nummer eins" bei Gelenk- und Muskelbeschwerden fehlte er nie im Apothekerschrank unserer Großeltern. Zur Herstellung von Franzbranntwein wurden frische Fichten- und Tannenspitzen (volkstümlich auch „Wipfel" genannt) in Korn angesetzt. Heute werden die „Baumwipfel" meist durch die entsprechenden ätherischen Baumöle ersetzt.

Blüten, Früchte, Nüsse

Die Früchte der Bäume waren für unsere Vorfahren überlebenswichtige Nahrungsmittel. Getrocknete Nüsse waren aufgrund der Fettsäuren wichtige Stärkungsmittel für den Winter. Früchte und Blüten wurden eingemacht, zu Latwerge, Sirup und Marmelade verarbeitet oder in Alkohol eingelegt. Sie galten als wichtige Vitamin-C-Spender in der kalten Jahreszeit und als Heilmittel bei Erkältung oder Auszehrung.
Heute werden wilde Früchte (Kornelkirschen, Wacholderbeeren, Holunderbeeren etc.) für die gesunde Ernährung wiederentdeckt und bereichern auch die Kochkunst der Spitzengastronomie.

Ätherische Öle

In alten Rezepturen und Kräuterbüchern findet sich häufig die Beschreibung „man läßt die Dämpfe inhalieren", was ein Freisetzen der ätherischen Öle aus Blüten, Blättern und Nadeln durch heißes Wasser im Dampfbad beschreibt. Auch bei Räucherungen zur Bekämpfung von Epidemien, Seuchen und Krankheiten waren es die ätherischen Öle, die beim Verbrennen der Kräuter, Harze und Hölzer freigesetzt wurden, um zu desinfizieren und schlechte Gerüche zu bekämpfen.
Ab dem 17. Jahrhundert wurden die ätherischen Öle mitteleuropäischer Nadelbäume für die Parfum- und Arzneimittelherstellung gewonnen. Für Heilzwecke wurden die Destillate insbesondere in Klöstern genutzt.

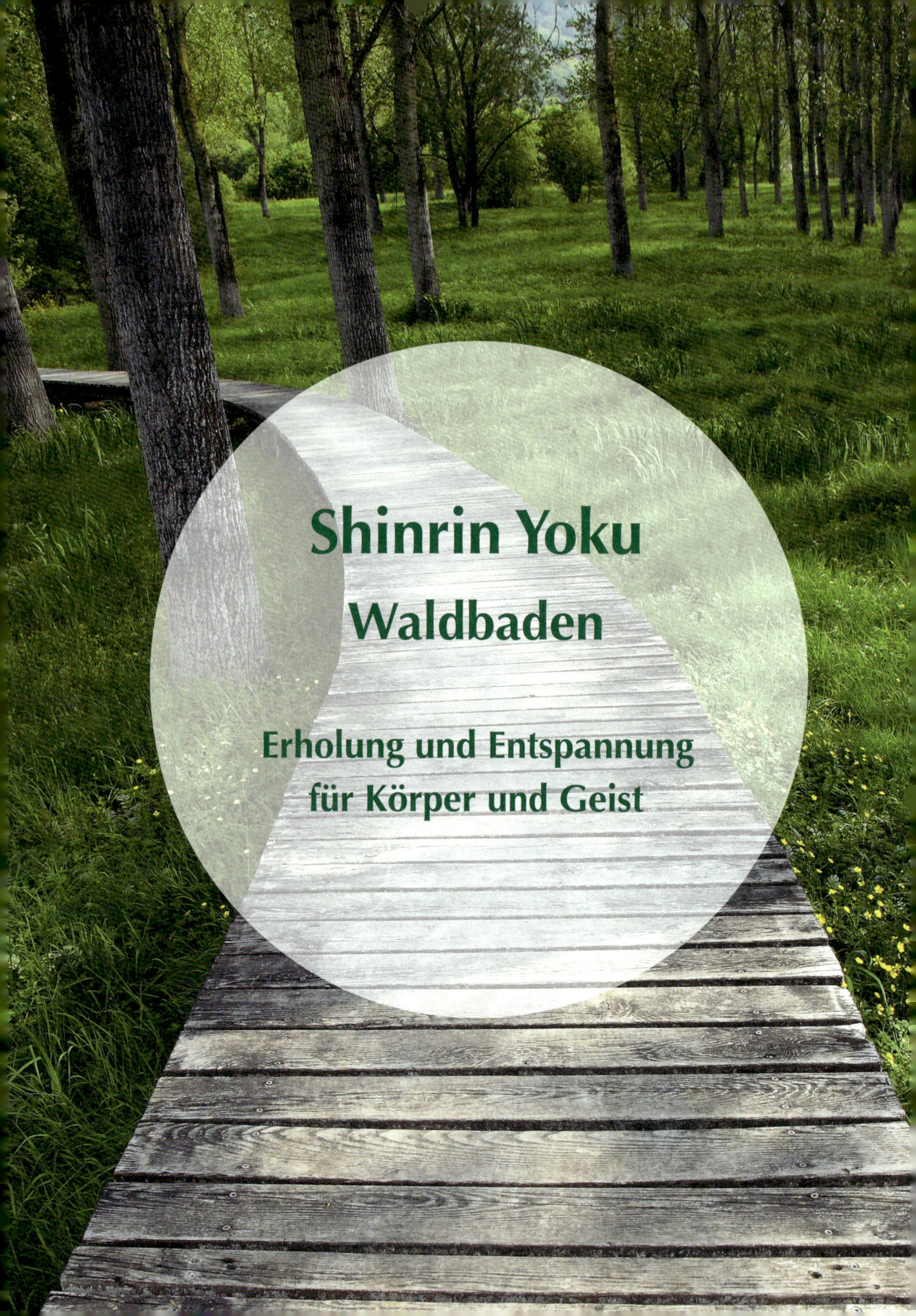
Shinrin Yoku
Waldbaden
Erholung und Entspannung
für Körper und Geist

Das Comeback der Waldmedizin

Seit der Antike gibt es Aufzeichnungen über die heilende Kraft der Wälder. Vermutlich ist die Silviotherapie (lateinisch „silva" für „Wald") eine der ältesten Heilmethoden der Menschheit.

Waldbaden

Japanische Wissenschaftler beobachten seit 1982 die positiven Effekte des Waldes auf Körper und Psyche. Die bekanntesten Pioniere auf diesem Gebiet sind Prof. Yoshifumi Miyazaki, Universitätsprofessor an der Universität Chiba (Präfektur Chiba/Japan) und der Immunologe Professor Dr. Qing Li von der Nippon Medical School in Tokio. Beide konnten mit ihren Forschungsgruppen in vielen Studien nachweisen, dass mehrstündige Waldausflüge unter anderem Stresshormone reduzieren sowie Herz, Kreislauf und Immunsystem nachhaltig stärken. Ihre bahnbrechenden Forschungen wurden schon bald vom japanischen Staat gefördert. Geführte Ausflüge in den Wald entwickelten sich zu einer anerkannten Therapieform, und Dr. Qing Li gab ihr den Namen „Shinrin Yoku". „Shinrin" bedeutet auf Japanisch „Wald" und „Yoku" „baden". Durch die Veröffentlichungen ihrer Studien sind beide Professoren maßgebend daran beteiligt, dass das Thema „Waldbaden" sowohl wissenschaftlich als auch als Therapieform weltweit immer populärer wird.

Die oben erwähnten positiven Effekte auf unsere körpereigenen Abwehrkräfte während Waldaufenthalten haben wir, nach Dr. Qing Li, unter anderem den sogenannte Phytonziden zu verdanken. Sie bilden den würzigen, harzigen typisch balsamischen Waldduft, den wir so gern inhalieren und der natürlicherweise Stress abbaut und innere Ruhe schenkt.

„Phyton" kommt aus dem Griechischen und heißt „Pflanze", „ciede" bedeutet „töten". Phytonzide sind natürliche Substanzen und Duftstoffe, die von Pflanzen hergestellt werden, um Pilzbefall, Bakterien und Schädlinge fernzuhalten. Phytonzide ist daher der Überbegriff für Stoffe, die Pflanzen produzieren, um sich zu schützen. Bäume geben sie an die Umgebung ab und können sogar über diese Duftstoffe miteinander kommunizieren. Je höher die Temperatur, desto mehr Phytonzide enthält die Waldluft.

In japanischen und koreanischen Studien konnte nachgewiesen werden, dass bei Waldaufenthalten der Blutdruck sinkt, das Herz-Kreislauf-System stabilisiert wird und die Anzahl der Lymphozyten im Blut deutlich ansteigt. Zudem vertiefen Waldspaziergänge die Atmung, stärken Bronchien und Lunge und wirken Burn-out- und Depressionssymptomen entgegen. Verbunden mit zusätzlichen Elementen aus der Achtsamkeitspraxis können wir unsere Selbstregulationspotenziale optimal nutzen – und mit allen Sinnen spüren: Unsere Augen empfangen unterschiedliche Farben und das Spiel von Licht und Schatten, wir riechen den duftenden Waldboden, die Moose und den harzigen Tannenduft, hören das Summen der Insekten an warmen Sommertagen, lauschen den Vögeln und den Blättern im Wind, vernehmen das Knacken der Äste oder geben uns dem sanften Plätschern eines Gebirgsbaches hin. Wir passen uns beim Gehen im Wald dem Rhythmus der Natur an, entspannen und regenerieren.
Die Waldtherapie „Shinrin Yoku“ ist inzwischen in über 50 Waldtherapiezentren in Japan fest etabliert. Dieser neue Forschungs- und Therapiebereich boomt mittlerweile auch in den USA, Südkorea, Neuseeland, Russland, Österreich und in Deutschland.
Im mecklenburgischen Ostseebad Heringsdorf wurde 2017 der erste Kur- und Heilwald eröffnet. Dort sieht der Bäderverband gute Bedingungen zur Behandlungen von Patienten mit Herz-Kreislauf-Erkrankungen, Adipositas, psychosomatischen und orthopädischen Indikationen u.v.m. Vielleicht werden die Kosten der Waldtherapie in absehbarer Zukunft auch von den Krankenkassen übernommen.
Prof. Angela Schuh und Gisela Immich an der Ludwig-Maximilians-Universität in München haben den ersten Lehrstuhl für Public Health erschaffen und erarbeiten derzeit ein Konzept zur Weiterbildung zum Waldtherapeuten für Menschen in Gesundheitsfachberufen. Nach japanischem Vorbild wurden mittlerweile auch in Deutschland Fachgesellschaften zur Förderung der Waldtherapie gegründet: z. B. „Mensch & Wald“ sowie „Deutsche Gesellschaft für Naturtherapie, Waldmedizin und Green Care“.

Waldluft – Medizin zum Einatmen

Wenn wir Waldluft einatmen, nehmen wir nicht nur sauerstoffreiche Luft zu uns, sondern auch die ätherischen Öle des Waldes mit ihren unzähligen biochemischen Inhaltsstoffen. Vor allem die ätherischen Öle der Nadelbäume enthalten eine hohe Konzentration an Terpenen (siehe Seite 24). Diese bilden den Hauptteil der wertvollen

Inhaltsstoffe, die uns bei Waldspaziergängen erfrischen und uns tiefer durchatmen lassen. Terpene können sowohl über die Atmungsorgane als auch über die Haut aufgenommen werden. Sie durchdringen schnell die Zellmembran und sind bereits nach wenigen Minuten im Blut nachweisbar. Walddüfte werden auch über die Riechschleimhaut aufgenommen und über elektrische Impulse an das limbische System unseres Gehirns weitergeleitet. Dort aktivieren die ankommenden Signale die Ausschüttung körpereigener Botenstoffe wie Dopamin, Serotonin, Endorphine, etc., beeinflussen unsere Stimmungslage und lösen Emotionen und Erinnerungen aus.

Ionisierte Luft – im Wald und zu Hause

Waldluft stärkt unsere Gesundheit und Vitalität noch durch einen weiteren Aspekt. Im Vergleich zur unserer Luft in den Städten ist Waldluft nicht nur unbelasteter von Feinstaub usw., sie hat auch eine erhöhte Konzentration an gesundheitsfördernden negativen Ionen. Generell enthält unsere Luft positiv geladene und negativ geladene Ionen in einem relativ ausgeglichenen Verhältnis. Bedenklich für die Gesundheit wird es jedoch, wenn dieses Verhältnis durch Umwelteinflüsse aus dem Gleichgewicht gerät und die Anzahl der negativen Ionen drastisch sinkt. Ein Mindestwert für gesunde Luft wird mit 2000 bis 4000 negative Ionen pro Kubikzentimeter Luft angegeben. Negativ-Ionen beeinflussen im Blut die Beförderung von Sauerstoff zu unseren Körperzellen, während positiv geladenen Ionen den Transport von Sauerstoff tendenziell hemmen. Negativ-Ionen verstärken Spannkraft, Konzentration, Elan und Lebensfreude. Sie aktivieren das Immunsystem und verringern Allergien sowie die Anfallshäufigkeit bei Asthmatikern.
Eine hohe Konzentration an Negativ-Ionen kommt natürlicherweise nach Gewittern vor, sowie an Wasserfällen, am Meer, in Wäldern und in hohen Bergregionen. Hier können sogar 50000 bis 100000 Negativ Ionen pro Kubikzentimeter Luft enthalten sein. Mit Schadstoffen belastete Stadtluft und mit Elektrosmog durchzogene Büroräume enthalten dagegen oft weniger als 500 Negativ-Ionen pro Kubikzentimeter Luft. Im Handel erhältliche Ionisierungsgeräte können die Luft in geschlossenen Räumen wesentlich verbessern, indem sie die Raumluft mit Negativ-Ionen anreichern.
Besonders in Verbindung mit den ätherischen Ölen unserer heimischen Nadelbäume kann auf diese Weise eine wohltuende und gesundheitsfördernde Atmosphäre in Wohn- und Arbeitsräumen geschaffen werden. So trägt zum Beispiel die Verwendung von Airspays mit Nadelholzduftmischungen dazu bei, dass sich die Anzahl der Negativ-Ionen in der Raumluft erhöht.

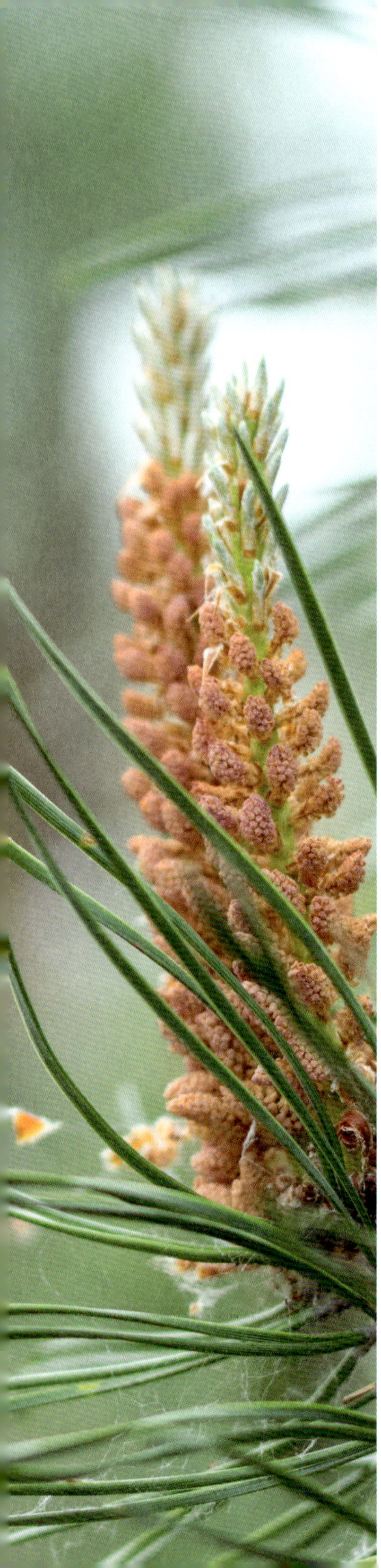

Nur eine Stunde im grünen Wald

Nur eine Stunde von Menschen fern,
Nur eine einzige Stunde!
Statt der tönenden Worte des Waldes Schweigen,
Statt des wirbelnden Tanzes der Elfen Reigen,
Statt der leuchtenden Kerzen den Abendstern,
Nur eine Stunde von Menschen fern!

Nur eine Stunde im grünen Wald,
Nur eine einzige Stunde!
Auf dem schwellenden Rasen umhaucht von Düften,
Gekühlt von den reinen balsamischen Lüften,
Wo von ferne leise das Echo schallt,
Nur eine Stunde im grünen Wald!

Nur eine Stunde im grünen Wald,
Nur eine einzige Stunde!
Wo die Halme und Blumen sich flüsternd neigen,
Wo die Vögel sich wiegen auf schwankenden Zweigen,
Wo die Quelle rauscht aus dem Felsenspalt,
Nur eine Stunde im grünen Wald!

Auguste Kurs (1815–1892)

15 Baumöle – 108 Rezepturen

Ätherische Öle sind hochkonzentrierte Pflanzenstoffe, welche, je nach Zusammensetzung, ein differenziertes Vielstoffgemisch darstellen. Sie befinden sich als winzige Öltröpfchen in den Öldrüsen der Pflanzen. In Bäumen lagern sie vor allem in den Ästen, Zweigen, Blättern oder Nadeln, sind aber auch im Kernholz und bei manchen Bäumen sogar im Wurzelstock zu finden. Eine Pflanze produziert ätherische Öle im Rahmen des Stoffwechselprozesses. Da sie jedoch nicht unmittelbar für die Zellernährung der Pflanze notwendig sind, werden sie auch als sekundäre Pflanzenstoffe bezeichnet. Ihre Funktion für die Pflanze ist vielfältig. Häufig werden sie zum Schutz vor Fremdeinflüssen wie Viren, Bakterien oder Pilzen sowie vor andere Schadorganismen produziert. Sie können der Pflanze als Kommunikationsmittel sowohl mit anderen Pflanzen wie auch mit der Tierwelt dienen (z. B. Anlockung oder Abwehr von Insekten). Ätherische Baumöle bestehen aus hochkomplexen biochemischen Inhaltsstoffen wie zum Beispiel Monoterpenen, Monoterpenolen, Ester und vielen mehr. Alle ätherischen Öle sind leicht flüchtig und zeichnen sich durch einen je nach Herkunftspflanze unterschiedlichen Duft aus. Sie sind nicht mit fetten Ölen (z. B. Samenölen) zu verwechseln, welche ebenfalls von Pflanzen gebildet werden. Ätherische Öle verbinden sich gut mit fetten Ölen (auch Pflanzen-, Basis- oder Trägeröle genannt), Alkohol oder Essig.

Gewinnung ätherischer Baumöle

Auf unseren Duftreisen nach Südtirol dürfen wir immer wieder dem Destillationsprozess von Nadelholzölen beiwohnen. Von dem geschätzten Eigentümer der Destille, Franz Niederkofler, erfahren wir, wie wichtig der achtsame Umgang mit dem Pflanzenmaterial ist und wie viele einzelne Produktionsschritte benötigt werden, um ein hochwertiges Öl zu gewinnen.

Ätherische Baumöle werden durch ein Wasserdampfdestillationsverfahren gewonnen. Für die Gewinnung muss zunächst Pflanzenmaterial „geerntet" werden. In unseren europäischen Nadelbäumen befinden sich die ätherischen Öle hauptsächlich in den Zweigen und Nadeln. Daher muss in der Regel kein Baum extra gefällt werden, sondern es können Zweige von Kahlschlägen und Ausholzungen aufgrund von Sturmschäden und Weideerhaltung verwendet werden. Während der Wachstumszeit wird ein Baum weder

beschnitten noch gefällt. Gesammelt und geerntet wird vorrangig im zeitigen Frühjahr und im Herbst, da zu dieser Zeit der Baum seine Kraft in die Produktion ätherischer Öle steckt.
Für die industrielle Gewinnung ätherischer Öle wird meistens das Baummaterial bereits vor Ort gehäckselt und dann zu einer Destille transportiert. Für die Gewinnung besonders hochwertiger ätherischer Baumöle nimmt man jedoch von diesem Verfahren Abstand, da das zerkleinerte Pflanzenmaterial während des Transports und der Lagerung aufgrund des bereits beginnenden Zersetzungsprozesses sehr warm wird und letztendlich die Qualität der ätherischen Öle darunter leidet.
Eine wesentlich schonendere, aber auch arbeitsaufwendigere Verarbeitung besteht darin, die geernteten Zweige gebündelt zur Destille zu transportieren und erst kurz vor der Destillation zu häckseln. Gehäckselt wird in einem bestimmten Verfahren, welches zu einer optimalen Ausbeute an ätherischem Öl beiträgt. Nach der Zerkleinerung wird das Pflanzenmaterial auf einem Sieb in der Destille platziert. Nachdem die Destille bis oben hin befüllt und der Deckel verschlossen wurde, wird von unten Wasserdampf zugeführt. Durch die Hitze des Dampfes brechen die Öldrüsen im Pflanzengewebe auf. Der aufsteigende Dampf kann sich nun mit den Duftmolekülen anreichern. In einer „Kühlkolonne" wird der Dampf abgekühlt. Es entsteht kondensiertes Wasser (auch Pflanzenwasser oder Hydrolat genannt) und ätherisches Öl. Im sogenannten Florentinertopf kann jetzt das ätherische Öl leicht vom Hydrolat getrennt werden.
Die Destillationszeit für die Gewinnung von Baumölen ist lang. Sie beträgt je nach Ausgangsmaterial zwischen vier und acht Stunden. Im Vergleich dazu benötigen Kräutermaterial oder Blüten nur etwa eine Stunde. Um einen Liter ätherisches Öl zu gewinnen, braucht man je nach Baumart 250 bis 1000 Kilo Pflanzenmaterial. Nähere Infos hierzu finden Sie in den einzelnen Portraits der Baumöle. Bevor die Baumöle für den Verkauf freigegeben werden, sollten sie aus olfaktorischen Gründen drei bis sechs Monate in dunklen und gut belüfteten Räumen luftdicht gelagert werden, damit sie ruhen und reifen können. Auf die Besonderheiten bei der Destillation von Zedernholz wird auf der Portraitseite der Atlaszeder eingegangen (siehe Seite 130).

Typische Inhaltsstoffe ätherischer Baumöle

Es gibt eine Vielzahl von Baumarten, die ätherische Öle produzieren. Wir finden diese Bäume in unterschiedlichen Klimazonen rund um den Globus.

Ätherische Öle von Kieferngewächsen werden in sogenannten Öl- und Harzgängen gespeichert. Lorbeeröl hingegen wird zum Beispiel in Öl- und Harzzellen gebildet und eingelagert.
Wie schon erwähnt, produzieren Bäume in den meisten Fällen ätherische Öle, um sich gegen schädliche Einflüsse wie Bakterien, Pilze und Insektenbefall abzusichern, um den Verschluss nach Verletzungen zu fördern und um sich vor Sonne und Hitze zu schützen. Die Zirbelkiefer produziert speziell an heißen Tagen viel ätherisches Öl und schafft damit ein eigenes Feuchtigkeitsklima gegen zu starke Sonneneinstrahlung.
Um die Wirkung der ätherischen Baumöle besser verstehen zu können, möchten wir Ihnen an dieser Stelle einen kleinen Einblick in die Biochemie der Inhaltsstoffe geben. Naturbelassene ätherische Öle sind sekundäre Pflanzenstoffe und Vielstoffgemische. Das bedeutet, ein ätherisches Öl weist nicht nur ein bis zwei Wirkstoffe auf, die die therapeutische Wirkung des Öls bestimmen, sondern es handelt sich um ein sehr komplexes Produkt mit teilweise mehr als 500 verschiedenen Wirkstoffen, die zusammen die therapeutische Wirkung eines Öls ausmachen. Manchmal sind es sogar nur Spuren gewisser Inhaltsstoffe, die die Wirkung eines Öls aber maßgeblich prägen. Es kann davon ausgegangen werden, dass diese natürlichen Zusammensetzungen anders wirken als einzelne Inhaltsstoffe, die eventuell sogar synthetisch hergestellt wurden. Zudem wird aus aromatherapeutischer und ganzheitlicher Sicht angenommen, dass die natürlichen Vielstoffgemische besser verträglich sind als synthetisierte Einzelstoffe. Terpene und Terpenverbindungen machen den Hauptanteil der Inhaltsstoffe in ätherischen Baumölen aus.

Monoterpene verleihen uns Konzentrationsfähigkeit und Energie

Monoterpene sind reine Kohlenwasserstoffverbindungen. Monoterpene (Molekülketten aus zehn C-Atomen) gelten als immunstimulierend und krebsvorbeugend, wenn sie z. B. in Lebensmitteln vorkommen.
Die Hauptinhaltsstoffe der ätherischen Öle aller Kieferngewächse in Mitteleuropa sind die Monoterpene alpha- und beta-Pinen. Monoterpene sind die kleinsten aller Duftmoleküle und weisen die Summenformel $C_{10}H_{16}$ auf. Die kleinen Kohlenwasserstoffmoleküle prägen die Eigenschaften dieser Öle. Sie sind dünnflüssig und hochflüchtig, was zur Folge hat, dass auch ihr Duft leider nur von kurzer Dauer ist (Kopfnoten). Ätherische Öle, die hohe Mengen an Monoterpenen aufweisen, wirken generell aktivierend, erfrischend und vitalisierend. Diese positive Wirkung auf unsere Psyche entsteht

durch eine Aktivierung der Produktion von anregenden Botenstoffen wie Noradrenalin und Dopamin in unserem Körper. Sie sorgen für gute Stimmung und erhöhte Konzentrationsfähigkeit. Körperlich wirken sie stärkend auf unser Immunsystem, antiviral, antibakteriell, durchblutungsfördernd, lymphflussanregend, entzündungshemmend, schleimlösend und schmerzlindernd. Besonders die Monoterpene para-Cymen und Myrcen weisen eine schmerzbetäubende und lokal anästhetische Wirkung auf.
Die in unseren europäischen Nadelbaumölen hauptsächlich auftretenden Pinene unterstützen unsere Atmungsorgane, wirken schleimlösend und helfen, tiefer durchatmen zu können. Alpha- und beta-Pinen riechen nach frischen Fichtennadeln und kommen in verschiedenen Baumölen, wie Fichten-, Tannen- und Kieferölen vor.

Monoterpene sind sehr reaktive Stoffe, die leicht oxidieren und dadurch Peroxide bilden. Oxidierte Öle können hautreizend sein. Daher sollten monoterpenhaltige Baumöle nach Öffnen der Flasche für Anwendungen als Körperöl oder in Badezusätzen nur 18 Monate verwendet werden.

Monoterpenester schenken uns Glück und Entspannung

Neben den Monoterpenen sind auch Monoterpenester in kleineren Mengen in vielen ätherischen Baumölen zu finden. Sie sind relativ instabile Verbindungen, die bei zu hohen Temperaturen während der Destillation leicht in Säure und Alkohol zerfallen. Monoterpenester (auch nur Ester genannt) riechen oft ausgeprägt süß oder blumig und gehören zu den beliebten Stoffgruppen in der Aromatherapie. Sie sind sehr hautfreundlich, wirken beruhigend, besänftigend und angstlösend und können eine stimmungshebende und euphorisierende Wirkung haben. Sie werden auch als die „Glücksmacher" innerhalb der Wirkstoffgruppen bezeichnet. Im körperlichen Bereich zeichnen sie sich durch eine stark krampflösende und entstauende Wirkung aus. Viele Öle mit hohem Estergehalt wirken regulierend auf unsere Herztätigkeit. Speziell das häufig unter dem Namen „Fichtennadel" erhältliche sibirische Tannenöl fällt unter den Nadelbaumölen wegen des relativ hohen Bornylacetatgehalts (bis 26 Prozent) auf. Dieser Ester wirkt besonders ausgleichend auf unseren Herzrhythmus.

Monoterpenalkohole sind Hautfreunde und Stimmungsausgleicher

In vielen der besprochenen Ölen kommen Monoterpenalkohole ebenso wie die oben besprochenen Monoterpenester in kleinen Mengen vor. Monoterpenalkohole (Monoterpenole) sind eine Monoterpenkette mit einer Hydroxylgruppe, die einen Alkohol bilden. Dieses zu einem Alkohol oxidierte Monoterpenol kommt nur in kleiner Menge in den Baumölen vor, trägt aber zur antibakteriellen, antiviralen und antimykotischen Wirkung bei. Monoterpenole sind hautregenerierend und haben eine stimmungshebende und harmonisierende Wirkung auf die Psyche.

Sesquiterpene und Sesquiterpenketone stehen für Kraft und Beruhigung

Sesquiterpene bestehen aus 15 C-Atomen und 24 H-Atomen ($C_{15}H_{24}$) und gelten als schwere und weniger flüchtige Moleküle. Man nennt sie auch „anderthalbfaches" (Sesqui) Monoterpen.

Im Gegensatz zu unseren heimischen Baumölen enthalten die ätherischen Öle der Atlas- und Himalayazeder einen sehr hohen Anteil an Sesquiterpen und Sesquiterpenketon. Der Anteil dieser beiden Inhaltsstoffe erklärt die deutlich anderen Wirkweisen des ätherischen Zedernöls. Himachalen (Sesquiterpen) stärkt das Immunsystem und wirkt antiallergisch. Atlanton (Sesquiterpenketon) ist hautfreundlich, epithelisierend, hautregenerierend und schleimlösend. Sie haben entzündungshemmende Eigenschaften und gehören speziell wegen ihrer psychisch stärkenden und beruhigenden Wirkung in der Psychoaromatherapie zu den Lieblingsinhaltsstoffen.

Da alle Sesquiterpenverbindungen generell als gut verträglich und unproblematisch gelten, muss man bei echtem Zedernöl (siehe Seite 131) weder auf die Haltbarkeiten achten noch bei bestimmten Altersgruppen achtgeben.

Stark sesquiterpenhaltige Öle gehören meist in die Gruppe der Basisnoten und können durch längere Reifeprozesse ihren Duftcharakter vertiefen.

Oxide lösen den Schleim und helfen beim Abhusten

Neben der Wirkstoffgruppe der Monoterpenverbindungen befinden sich noch weitere heilsame Inhaltsstoffe in unseren ätherischen Baumölen. Oxide sind zyklische Ether. Das am häufigsten auftretende Oxid in ätherischen Ölen ist das 1,8-Cineol, früher auch Eukalyptol oder Myrtol genannt. Jeder von uns kennt den typisch medizinischen Duft aus verschiedensten Erkältungspräparaten.

Im Zusammenhang mit den hier besprochenen ätherischen Baumölen ist an dieser Stelle das ätherische Lorbeeröl zu nennen. Es enthält einen Anteil von 45 bis 55 Prozent 1,8-Cineol und ist somit ein hilfreicher Begleiter während der Erkältungszeit. 1,8-Cineol wirkt stark schleimlösend und auswurffördernd.

Anwendungsmöglichkeiten ätherischer Baumöle

Aufnahme über die Raumluft	Geeignet für	Reichweite	Tropfen Baumölmischung
Duftlampe (Kerze)	Wohnzimmer, Empfangsraum	2–3 m	8–10 Tr. ins Wasser geben
Duftlampe, elektrisch	Wohnzimmer, Praxis, Seniorenheim	2–5 m	10–12 Tr. ins Wasser geben
Duftstein	Bad, Hotelzimmer, Schlafräume, Arbeitsplatz, Kinderzimmer	1 m	3–5 Tr. auf den Stein geben
Duftanhänger: Holz, Filz, Ton	Wohnzimmer, Kinderzimmer, Auto	1 m	3–5 Tr. auf den Duftträger geben
Zirbenholzkugel	Schlafzimmer, Hotelzimmer, Wohnzimmer	2–3 m	3–5 Tr. in die Vertiefung der Kugel geben
Zirbenspäne, Zirbenkissen	Schlaf-, Wohnzimmer, Büro	0,5–1 m	3–5 Tr. auf Späne oder Stoff geben
Aromavernebler (Diffuser)	Wohnzimmer, Krankenzimmer, Büro	4–5 m	5–10 Tr. ins Wasser geben
Aromastream, elektrisch	Büroräume, Arztpraxis, Hospiz, Krankenhaus	6–7 m	8–10 Tr. auf Duftvlies geben
Aromastream, Batterie/USB	Arbeitsplatz, Krankenzimmer, Auto	2–3 m	5–8 Tr. auf Duftvlies geben
Raumspray	Hotel, Gastronomie, Arbeitsplatz	2–3 m	10–50 Tr. in 20 ml Alkohl und 30 ml dest. Wasser od. Hydrolat
Duftbrunnen	Wartezimme, Sprechzimmer, Wohnzimmer, Büro	3–4 m	5–10 Tr. ins Brunnenwasser geben
Saunaaufguss	Sauna, für 3 Anwendungen	2–4 m	8–10 Tr. in 10 ml Wodka, davon 1–2 TL in die Aufgusskelle geben

Aufnahme über den Körper	Anwendungs-bereiche	Tropfen Baumölmischung
Atemspray	zum Einatmen	12–18 Tr. + 45 ml Hydrolat + 5 ml Alkohol
Inhalierstift	zum Riechen	5–10 auf die Enden des runden Duftträgers geben
Körper- und Massageöl	auf der Haut	10–15 Tr. + 50 ml Trägeröl
Roll On	auf der Haut	8–16 Tr. + 10 ml Jojobaöl
Brustbalsam	auf der Haut	15–20 Tr. + 30 g Sheabutter + 20 ml Trägeröl
Nasenöl	auf der Haut	8–10 Tr. + 10 ml Pflanzenöl
Nasengel	auf der Haut	5–8 Tr. + 5 ml Mandelöl + 5 ml Hydrolat und 2 Msp. Xanthan
Inhalation	zum Einatmen	1–3 Tr. auf 1 Liter kochendes Wasser
Rasierwasser	auf der Haut	20 Tr. + 50 ml Hydrolat
Fußspray	auf der Haut	23–28 Tr. + 20 ml Wodka + 80 ml Hydrolat
Franzbranntwein	auf der Haut	60–90 Tr. + 100 ml Wodka + 150 ml Hydrolat
Seife (flüssig)	auf der Haut	23–25 Tr. + 250 ml neutrale Flüssigseife (Bioladen)
Wickel	auf der Haut	8–10 Tr. + 2 EL Pflanzenöl
Puder	auf der Haut	12–15 Tr. + 50 g Talkumpuder
Badesahne, -salz	in warmes Wasser	8–12 Tr. + 2 EL Sahne oder 1 EL Salz
Fußbad	in warmes Wasser	4–6 Tr. + 2 EL Sahne oder 2 EL Honig

Innerliche Einnahme	Anwendung	Tropfen Baumölmischung
Honig	im Mund auflösen, in Tee oder Wasser	8–12 Tr. + 50 g Honig
Hustenzucker	im Mund zergehen lassen	1 Tr. + 1 Rohrzuckerwürfel
Sirup	in Tee oder Wasser	8–12 Tr. + 50 g flüssiger Akazienhonig oder 50 g Rohzucker langsam schmelzen

Die einsame Schöne

Eingewandert in unseren Wald
duldet die Douglasie
keine Nachbarschaft

Grazil hängende Seitentriebe
berühren den Boden
voller Sehnsucht

Aleke Thuja

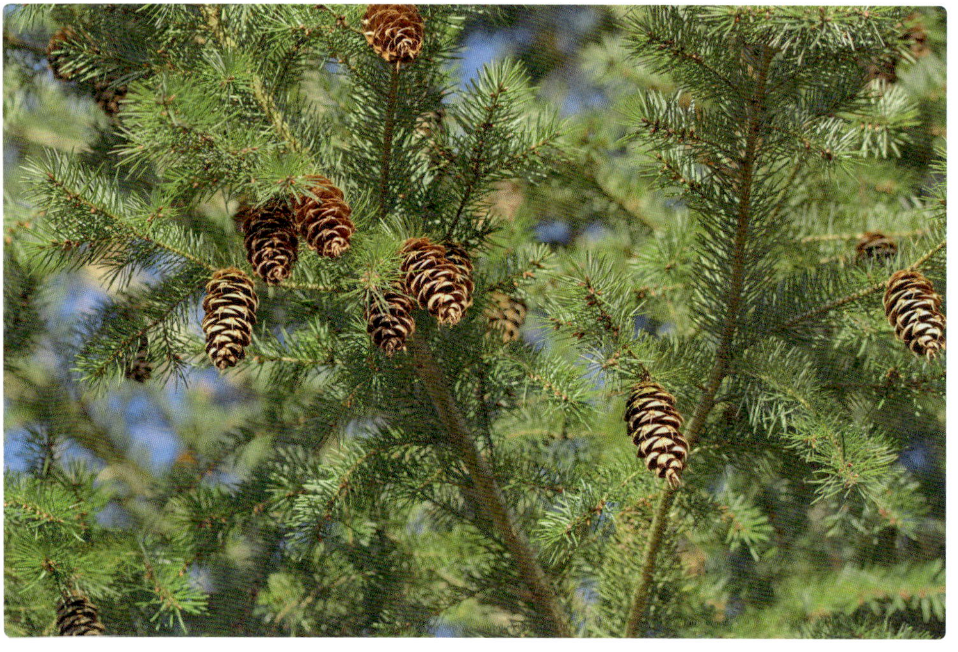

Douglasfichte

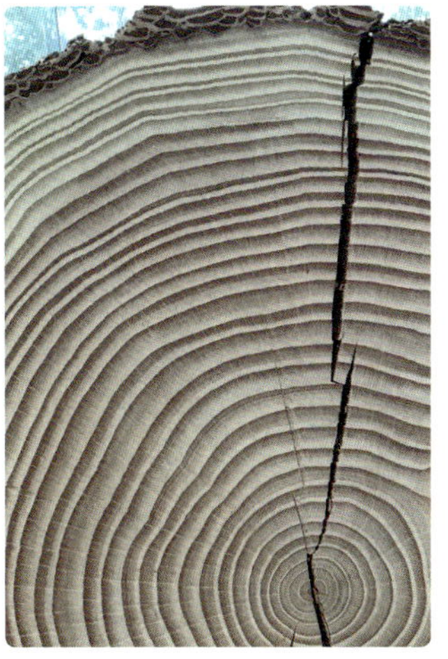

Pseudotsuga menziesii
Familie: Pinaceae (Kieferngewächse)
Synonym: Douglasie, Douglastanne

Die Zugereiste

Botanik

Die Douglasfichte ist, auch wenn dieses durch den deutschen Namen zu vermuten wäre, keine Fichte (Picea), sondern botanisch gesehen eine eigene Gattung, Pseudotsuga genannt. Pseudotsuga verweist wiederum auf die Ähnlichkeit mit der Hemlocktanne (lateinisch „pseudo" für „falsch", Tsuga für Hemlocktanne).
Douglasfichten sind immergrüne Nadelbäume, die sowohl mit unserer Tanne als auch mit der heimischen Fichte Gemeinsamkeiten aufweisen.
Ähnlich der Tanne hat sie flache, weiche Nadeln. Sie sind jedoch länger, bis zu drei Zentimeter, und haben auf der Unterseite zwei weiße Streifen. Nach dem Zerreiben verströmen die Nadeln der Douglasie einen aromatischen Duft.

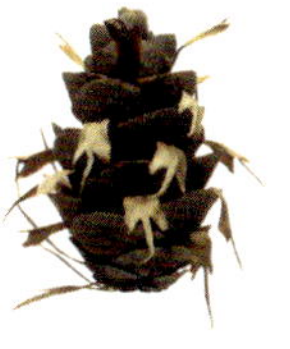

So wie die Fichte wirft die Douglasie ihre nach unten hängenden Zapfen als ganze Zapfen ab. Ihre Zapfen sehen jedoch anders aus. Hat man sie einmal entdeckt, wird man sie immer wiedererkennen. Sie sind auffällig groß und haben dreispitzige, weit herausragende Deckschuppen, die an das Hinterteil eines kleinen Mäuschens erinnern.

Vorkommen

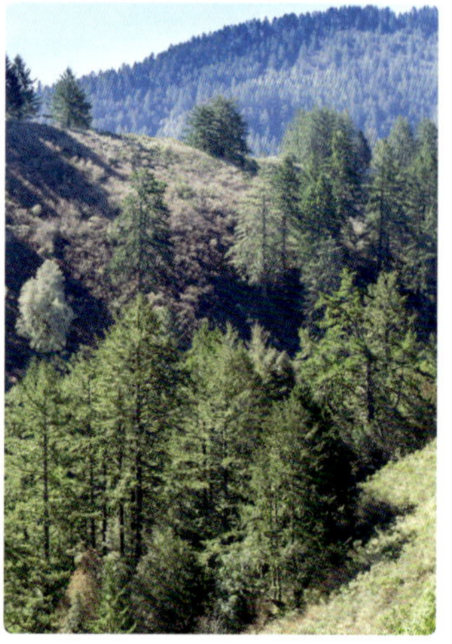

Vor langer, langer Zeit, d.h. vor etwa 65 Millionen Jahren, waren Douglasien auch bei uns heimisch, starben jedoch mit Beginn der Eiszeit in der mitteleuropäischen Region aus. Mitte des 19. Jahrhunderts wurde sie in Nordamerika neu entdeckt und wieder nach Europa gebracht, zunächst, um Gärten und Parks zu zieren.

Wer einmal nach Freiburg kommt, sollte die Gelegenheit nicht verpassen und sich die berühmte und älteste Douglasie Deutschlands mit dem Namen „Waltraut vom Mühlwald“ anschauen. Sie steht im Stadtwald, ist circa 110 Jahre alt und gilt mit über 66 Metern als der höchste Baum Deutschlands.

Nutzen

Die Douglasie ist ein robuster, schnell wachsender Baum. So ist es nicht verwunderlich, dass auch die Forstwirtschaft schon bald nach Einfuhr Interesse an dieser „fremdländischen“ Nadelbaumart fand. Aufgrund der guten Holzeigenschaften werden heute zunehmend Douglasfichten bei uns kultiviert, um Konstruktionsholz für Außenbereiche und für die Möbelindustrie zu gewinnen. Auch als Weihnachtsbaum wird die Douglasie immer beliebter. Dennoch besiedelt die Douglasfichte insgesamt nur zwei bis 3,5 Prozent der deutschen Waldfläche. Das soll in Zukunft eventuell anders werden, denn die bei uns wirtschaftlich so bedeutende Fichte leidet zunehmend unter dem sich ändernden Klima. Sie ist auf regelmäßige Regenfälle angewiesen und bei Stürmen nicht standfest. Da wir immer häufiger unter Trockenperioden und Stürmen leiden, wird die Fichte mehr und mehr zum Problemkind im deutschen Wald. Forstexperten fahnden seit Jahren nach geeigneten Baumarten und stoßen dabei immer wieder auf die Douglasfichte. Doch braucht sie mit ihrer mächtigen Krone viel Platz und vermehrt sich aus eigener Kraft, was einigen Umweltschützern Sorge bereitet, denn als nicht heimische Art sollte sie sich nicht zu stark ausbreiten. Greenpeace-Aktivisten in Bayern gruben stellenweise deshalb in Wäldern bereits Douglassetzlinge aus und pflanzten stattdessen Buchen. Die „fremdländischen Douglasien“ stellten sie dem „Bayerischen Staatsministerium für Ernährung, Landwirtschaft und Forsten" in München vor die Tür. Es ist also noch nicht endgültig geklärt, was hinein darf in den deutschen Wald und was nicht.

Das ätherische Öl der Douglasfichte

Das ätherische Öl der Douglasfichte kommt häufig aus dem Zentralmassiv in Frankreich. In speziellen Destillationsanlagen, die meist nur für die Gewinnung von Baumölen verwendet werden, wird neben Douglasfichtenöl auch Weißtannen-, Riesentannen- und Kiefernadelöl gewonnen. Die Zweige der Bäume für die Destillation stammen aus der Forstpflege oder dem Entasten der Bäumen, ohne einen Holzeinschlag vorzunehmen zu müssen.

Douglasfichtenöl duftet nach einer Kombination aus Baum- und Zitrusöl und wird daher sehr gern als Einzelöl verwendet.

Tipps und Erfahrungen

Der Limonenanteil im Douglasfichtenöl verleiht dem Öl eine herrlich leichte und zitrusartige Duftnote mit erfrischendem Charakter. Besonders gern wird das Öl zur Raumbeduftung eingesetzt. Zusätzlich zum angenehmen Duft sorgt der relativ hohe Anteil an Monoterpenen für eine stark raumluftdesinfizierende Wirkung.
In Erkältungsmischungen sorgt der Anteil an Monoterpenen für die schleimlösende und gleichzeitig erfrischende Wirkung. Durch die Esteranteile wird das Öl auch für angst- und stressreduzierende Rezepturen eingesetzt. Douglasfichtenöl ist nur 18 Monate nach Öffnen des Fläschchens haltbar.

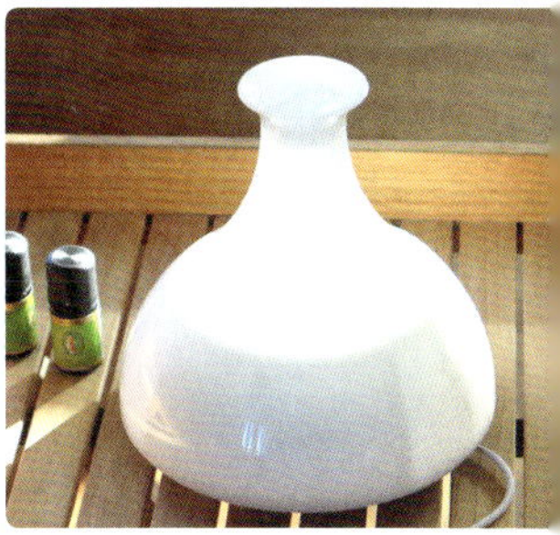

Auszug aus einer Studie zu Douglasfichtenöl:
Im Rahmen ihrer Abschlussarbeit zur Ausbildung als Aromaexpertin beschäftigte sich die Innenarchitektin Oliva Maitra mit dem Thema Raumbeduftung. Sie prüfte die Wirkung von natürlichen Düften in Räumen in denen sich viele Menschen aufhalten. Ihre Untersuchungen führte sie in 32 Arztpraxen, Apotheken, Büros, Werkstätten, etc. durch. Vier Wochen lang wurden die Räume mit unterschiedlichen ätherischen Ölen beduftet.
Nach einer anschließenden Auswertung über einen Fragebogenkatalog stellte sich heraus, dass vor allem Douglasfichte und Zitrusdüfte sich großer Beliebtheit erfreuten und die Konzentrationsfähigkeit positiv beeinflussten.

Portrait Douglasfichtenöl

Pseudotsuga menziesii

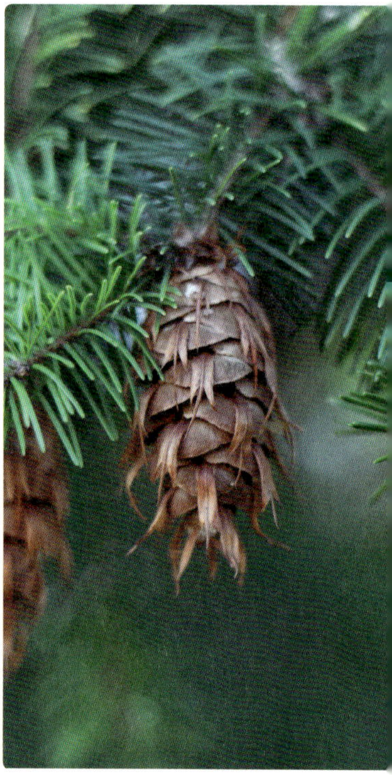

Herkunft, Gewinnung und Qualität

Herkunft: Frankreich, Balkanländer, USA
Gewinnung: Wasserdampfdestillation
Pflanzenteile: Zweige mit Nadeln
Destillationszeit: 8 Stunden
Ausbeute: 0,8 %,
120 kg Zweige ergeben ca. 1 kg ätherisches Öl
Qualität: kbA (kontolliert biologischer Anbau)

Eigenschaften

Farbe: farblos
Duftnote: ❤ Herznote
Duft: klar, frisch, zitrusartig,
sanfter weicher Waldduft
Haltbarkeit: maximal 18 Monate
nach Öffnen der Flasche

Mischt sich gut mit

„Fichtennadel", Latschenkiefer, Lavendel, Lorbeer, Mandarine rot, Orange, Sandelholz, Tonkaextrakt, Wacholder, Zeder, Zimtrinde, Zirbelkiefer, Zitronenverbene

ca. 82 % Monoterpene	**(v. a. 30 % β-Pinen, 10 % α-Pinen Sabinene, Limonen)**
ca. 4 % Monoterpenole	**(v. a. 6,5–10 % Terpinen-4-ol)**
ca. 3 % Ester	**(v. a. Citronellylacetat, Bornylacetat)[1]**

Körperliche Wirkung

- antiseptisch
- schleimlösend
- auswurffördernd

Anwendung

- Schnupfen
- Husten

Psychische Wirkung

- erfrischend und stärkend
- stimmungsanregend
- aufrichtend
- belebend

Anwendung

- Angst
- Stress

Atmosphärische Wirkung

- antiseptisch
- reinigend

Anwendung

- bei abgestandener, verbrauchter Luft
- Bei erhöhter Infektionsgefahr, z. B. in Büros, Spas, Fitnessstudios

Anwendungsformen

Duftbrunnen, Duftlampen, Duftsteine, Inhalierstifte, Körperöle, Rasierwässer, Raumsprays, Roll Ons, Stream, Vernebler

„Tief entspannt“
Raumspray zur Entspannung

Stress

45 ml destilliertes Wasser
5 ml Weingeist
15 Tr. Douglasfichte
10 Tr. Zeder
10 Tr. Orange
20 Tr. Mandarine rot
6 Tr. Zimtrinde

Weingeist in ein Sprühfläschchen füllen. Ätherischen Öle dazugeben und mit dem Wasser auffüllen. Bei Bedarf sprühen.
Haltbarkeit: ca. 4 Monate

Schnupfen-Roll-On

5 ml Mandelöl
5 ml Rosenhydrolat
2 Msp. Xanthan
4 Tr. Douglasfichte
2 Tr. Cajeput
1 Tr. Lavendel fein
Vor jeder Anwendung schütteln.
Haltbarkeit:
2 Monate

Schnupfen

Rasierwasser

Kosmetik

50 ml Hamameliswasser
10 Tr. Douglasfichte
5 Tr. „Fichtennadel“
5 Tr. Sandelholz

Hamameliswasser in ein Sprühfläschchen füllen. Die ätherischen Öle dazugeben und vor jeder Anwendung gut schütteln.
Wirkt desinfizierend und astringierend.
Duft: angenehm holziger Herrenduft.

Haltbarkeit: ca. 4 Monate

Inhalierstift
Zum Selbstbefüllen

4 Tr. Douglasfichte
2 Tr. Zitrone

Für die Handtasche und unterwegs.

Shinrin-Yoku-Duftsalz

Für die Duftlampe

Waldbaden zu Hause

Atem-stimulation

3 EL Meersalz
7 Tr. Douglasfichte
7 Tr. Zirbelkiefer
2 Tr. Lorbeer
3 Tr. Tonkaextrakt

Ätherische Öle in ein Glas mit Schraubverschluss geben. Die Mischung an der Gefäßwand entlangfließen lassen, bis diese rundherum benetzt sind. Mit dem Meersalz auffüllen, gut schütteln. Einen Teelöffel der Mischung in etwas warmem Wasser auflösen und in die Duftlampe geben.
Die Mischung reicht für zwei bis drei Anwendungen
Haltbarkeit: 4 Monate.

Dr.-Wald-Öl

Immunsystem stärken und Kraft schöpfen

Erkältung, vorbeugend

50 ml Jojobaöl
2 Tr. Douglasfichte
2 Tr. Latschenkiefer
2 Tr. Wacholder
3 Tr. Lavendel fein
4 Tr. Zitronenverbene 10 %

Jojobaöl in ein Braunglasfläschchen füllen. Die ätherischen Öle dazugeben und gut schütteln. In Erkältungszeiten, wenn um einen herum geschnupft und geschnieft wird, beide Fußsohlen morgens und abends mit der Mischung einreiben.
Haltbarkeit: 6 Monate

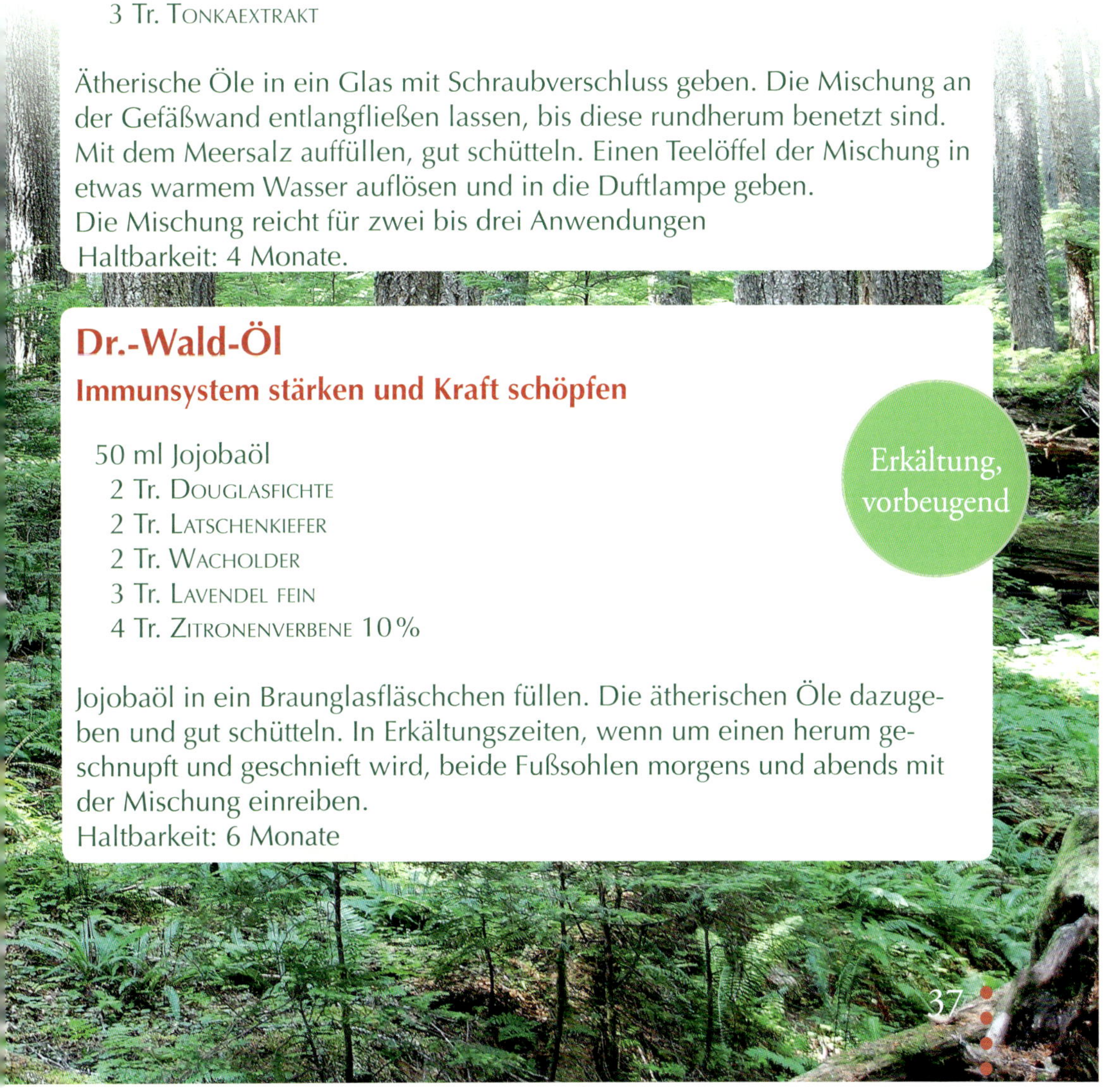

Fichte

Picea abies
Familie: Pinaceae (Kieferngewächse)
Vollständiger Name:
Gewöhnliche Fichte
Synonym: „Rottanne", Rotfichte

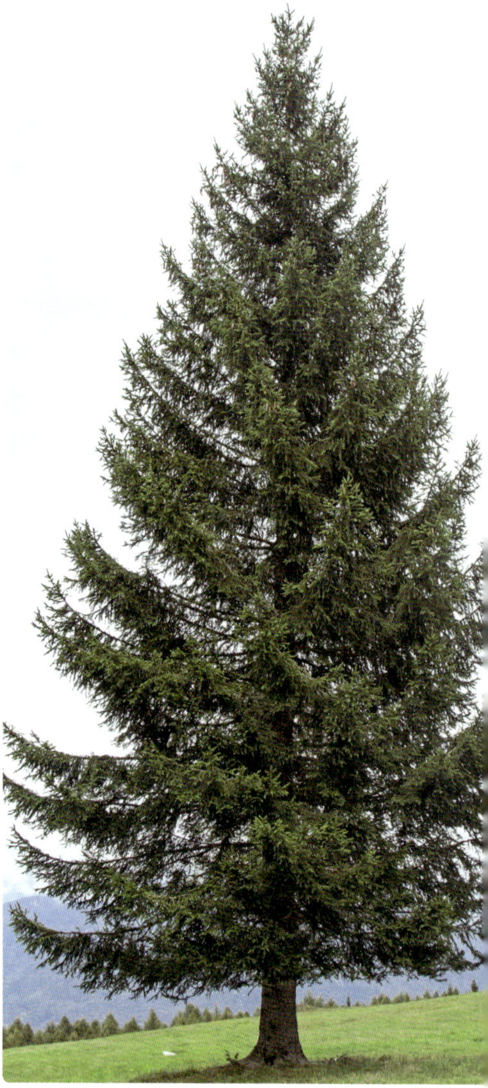

Unser häufigster Waldbaum

Botanik

Fichten entwickeln sich zu stattlichen Bäumen. Das trifft tatsächlich zu, solange die Fichte ungestört wachsen kann. Die Kronenform passt sich gern ihrem Standort an. Es gibt Förster, die sagen: „Jede Fichte hat ihr Gesicht." In den Bergen finden sich mehr Spitzfichten, im Flachland eher Kammfichten mit ausladenden Ästen. Die Zweige streben oben aufwärts, unten hängen sie. Fichtenzapfen hängen nach unten und werden als ganze Zapfen abgeworfen.
Im Volksmund werden die Fichtenzapfen als „Tannenzapfen" bezeichnet, diese fallen jedoch nur als einzelne Schuppen auf den Boden. Als Solitäre blühen sie bereits nach 20 bis 25 Jahren, im Bestand erst nach 50 bis 60 Jahren. Während der Hauptblütezeit schütten sie riesige Pollenmengen aus.

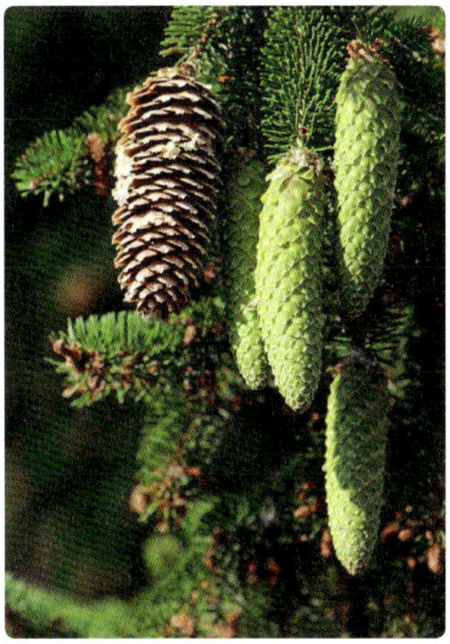

Fichten und Tannen lassen sich gut anhand der Nadeln unterscheiden: So heißt es schon im Volksmund: „Die Fichte sticht, die Tanne nicht."

Vorkommen

Die Fichte ist schon vor 300 Millionen Jahren in unseren Breitengraden nachweisbar. In der Nacheiszeit erreichte sie 5500 vor Christus zuerst das Rheinland. Man nimmt an, dass Fichten ursprünglich Bergbäume waren und erst ab 800 Metern Höhe wuchsen. Ein natürlicher Fichtenwald ist heute noch im Nationalpark „Hohe Tauern" in Österreich zu finden. Fichten überleben Minustemperaturen von bis zu –60 Grad. Bei niedrigen Temperaturen stellen sie Fotosynthese und Zellatmung vollkommen ein. Zum Schutz vor Frostschäden reichert die Fichte ihre Zellen mit Kohlenhydraten an. So ist es nicht verwunderlich, dass in Nordsibirien in 2500 Metern über dem Meeresspiegel noch Fichten wachsen.

Nutzen

Seit zwei Jahrhunderten können wir uns vor Fichten kaum noch retten. Die Fichte wird als schnell nachwachsender, anspruchsloser Nutzbaum oder Industriebaum angebaut und macht inzwischen 26 Prozent der deutschen Waldfläche aus. In der Schweiz spricht man schon von Fichtenstangen-Äckern. Diese „Stangenwälder" haben jedoch einen großen Nachteil: Die Wurzeln der Fichte sind flach und tellerförmig, und so fallen die Bäume bei starkem Sturm leicht um. Ein weiterer Nachteil reiner Fichtenwälder ist, dass die Böden übersäuern und die Pflanzen- und Vogelvielfalt verschwindet. „Willst du deinen Wald vernichten, so pflanze nichts als Fichten" – so lautet eine alte Försterweisheit. Durch den Sturm „Lothar" 1999 fielen große Fichtenwaldbestände im Schwarzwald wie Streichhölzer um. Seither gelten neue Regeln für die Forstwirtschaft. So dürfen im Schwarzwald zur Stabilisierung der Wälder heute nur noch Weißtannen, Kiefern, Fichten und Buchen in Form von Mischwäldern aufgeforstet werden.

Forschungsergebnisse des Südtiroler Technologie-Innovationszentrums konnten darlegen, das sich Fichtenholz in Klassenzimmern oder Büroräumen positiv auf die körperliche und psychische Gesundheit der Probanden ausgewirkt hat. (M. Moser, E. Thoma)

Volkmedizin

Eine besonders große Rolle in der Volksmedizin spielt bis heute das Fichtenharz. Fichtenharz wurde als Wundpflaster bei Nagelbettentzündungen, Geschwüren, Furunkel, Hühneraugen und entzündeter Haut aufgelegt. Auch bei Hexenschuss und geschwollenen Gelenken wurde Fichtenharz in Salben eingearbeitet und äußerlich aufgetragen. Bei Zahnfleischentzündungen sowie Mundfäule wurde das Harz als Kaugummi gekaut und bei Atemwegsbeschwerden verräuchert. Aus den frischen Wipfeln (junge Zweigspitzen) stellte man Sirup oder Honig her. Aufgrund des hohen Vitamin-C-Gehalts hatte man somit ein bewährtes Mittel gegen Skorbut. Der Fichtenwipfelhonig, in Südtirol auch „Broßsaft“ genannt, wird noch heute bei Husten, grippalem Infekt, Heiserkeit und Asthma eingesetzt. Eine Leckerei war schon früher Fichtennadelsprößling-Honig zu Ziegenkäse. Fichtennadelschnaps wird nachgesagt, dass er, äußerlich angewendet, bei Haarausfall, Schmerzen, zur Beruhigung und Nervenstärkung helfen soll.

Das allseits bekannte ätherische Öl mit dem Handelsnamen „Fichtennadel“, wird aus den Zweigen der sibirischen Tanne (Abies sibirica) gewonnen, siehe Seite 100.

Der botanische Name „Picea“ leitet sich von „Pix“ (Pech) ab. Aus den Holzabfällen wurde Holzteer und aus diesem Pech hergestellt und als Wagenschmiere oder Schusterpech verkauft. Das Harz nannte sich „Pix burgundia“ und wurde auch an Apotheken verkauft, die daraus dann oben genannte Heilmittel herstellten.

Das ätherische Öl der Fichte (Fichtenöl)
Auch wenn unsere Vorfahren viele volksheilkundliche Anwendungen mit Fichtennadeln und Fichtenharz kannten, und in unseren Wäldern viele Fichten wachsen, hat sich die Destillation von Fichtenöl in den deutschsprachigen Ländern nicht durchgesetzt. Es gibt einige wenige Betriebe die Fichtenöl herstellen, allerdings nur in kleinen Mengen und eher für die Direktvermarktung. In der Aromatherapie und Aromapflege wird dieses Öl kaum verwendet.
Aus Amerika und Kanada kommen Fichtenöle, welche u. a. aus der Kanadischen Fichte (Picea glauca) und der Schwarzfichte (Picea mariana) gewonnen werden. Diese Öle werden jedoch hier nicht weiter besprochen.

Fichtenhonig

Husten

50 g Waldhonig
½ Handvoll frische, junge Fichtenspitzen
3 Tr. Fichtenöl
5 Tr. Zitrone

Im Frühjahr junge Triebspitzen von Fichtenzweigen ernten und reinigen. Die angegebene Menge in ein Glas füllen und mit dem aromatisierten Honig auffüllen. Der Honig kann selbstverständlich auch ohne „Wipfel" angesetzt werden. Die Menge der ätherischen Öle wird dann verdoppelt. Mit einem Teelöffel den Honig umrühren.
Alternativ zum Fichtenöl kann auch „Fichtennadel" verwendet werden, siehe Seite 100. Haltbarkeit: 1 Jahr

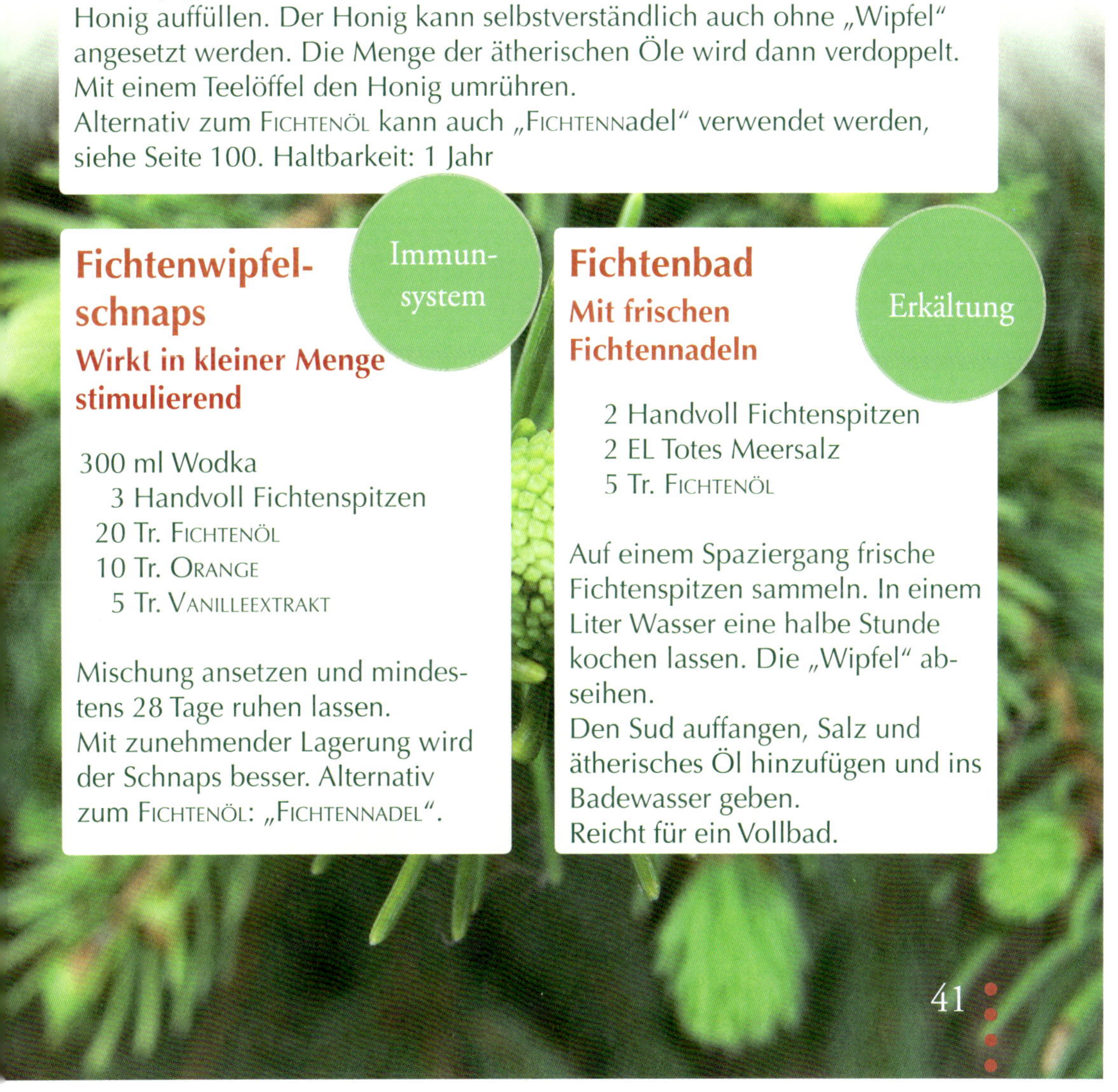

Fichtenwipfel-schnaps

Immun-system

Wirkt in kleiner Menge stimulierend

300 ml Wodka
3 Handvoll Fichtenspitzen
20 Tr. Fichtenöl
10 Tr. Orange
5 Tr. Vanilleextrakt

Mischung ansetzen und mindestens 28 Tage ruhen lassen.
Mit zunehmender Lagerung wird der Schnaps besser. Alternativ zum Fichtenöl: „Fichtennadel".

Fichtenbad

Erkältung

Mit frischen Fichtennadeln

2 Handvoll Fichtenspitzen
2 EL Totes Meersalz
5 Tr. Fichtenöl

Auf einem Spaziergang frische Fichtenspitzen sammeln. In einem Liter Wasser eine halbe Stunde kochen lassen. Die „Wipfel" abseihen.
Den Sud auffangen, Salz und ätherisches Öl hinzufügen und ins Badewasser geben.
Reicht für ein Vollbad.

Portrait Fichtenöl

Picea abies

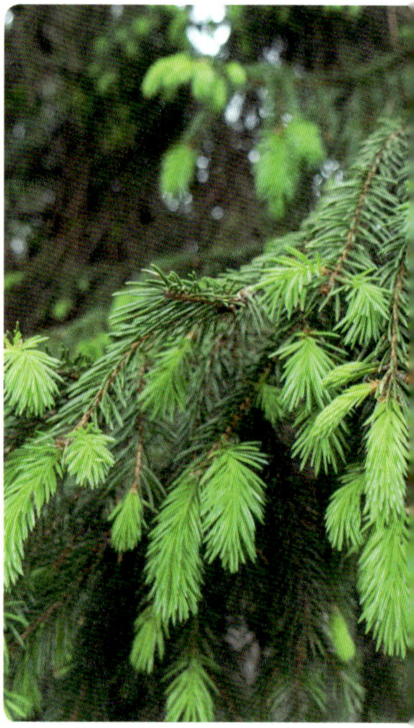

Herkunft, Gewinnung und Qualität

Herkunft: Österreich, Italien (Südtirol)
Gewinnung: Wasserdampfdestillation
Pflanzenteile: Zweige mit Nadeln
Destillationszeit: 8 Stunden
Ausbeute: 0,1 %,
1000 kg Zweige ergeben ca. 1 kg ätherisches Öl
Qualität: kbA (kontrolliert biologischer Anbau)

Eigenschaften

Farbe: farblos
Duftnote: ▲ Kopfnote
Duft: herb, waldig, leicht eukalyptusartig
Haltbarkeit: 2 Jahre nach Öffnen der Flasche

Mischt sich gut mit

Benzoe Siam, Bergamotte, Latschenkiefer, Lemongrass, Litsea, Orange, Riesentanne, Vanilleextrakt, Wacholder, Zitrone

ca. 70 % Monoterpene	**(v. a. 33 % β-Pinen, 25 % α-Pinen, 8–10 % Limonen, 3,5 % δ-3-Careen)**
ca. 5 % Oxid	**(v. a. 1,8-Cineol)**
ca. 3,5 % Sesquiterpene	**(v. a. α-Longifolene)**
ca. 2 % Ester	**(v. a. 1,8 % Bornylacetat)[1]**

Körperliche Wirkung

- entzündungshemmend
- durchblutungsfördernd
- schleimlösend

Anwendung

- Rheuma
- Arthritis
- Cellulite
- Erkältung

Psychische Wirkung

- aktivierend
- psychisch aufrichtend

Anwendung

- Antriebslosigkeit
- Lustlosigkeit
- Depressive Verstimmung

Atmosphärische Wirkung

- raumluftverbessernd

Anwendung

- Raumbeduftung

Anwendungsformen

Badezusätze, Duftlampen, Duftsteine, Honig, Inhalation, Inhalierstifte, Körper- und Massageöle, Raumsprays, Schnaps, Stream, Vernebler

Kiefern

Mittag

Am Waldessaume träumt die Föhre,
Am Himmel weiße Wölkchen nur;
Es ist so still, daß ich sie höre,
Die tiefe Stille der Natur.
Rings Sonnenschein auf Wies und Wegen,
Die Wipfel stumm, kein Lüftchen wach,
Und doch, es klingt, als strömt ein Regen
Leis tönend auf das Blätterdach.

Theodor Fontane (1819–1898)

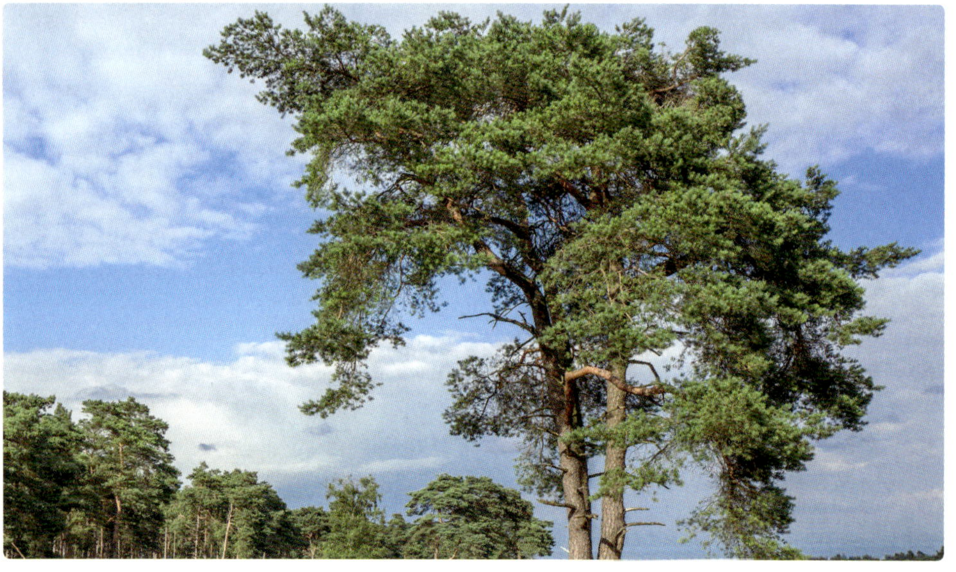

Waldkiefer

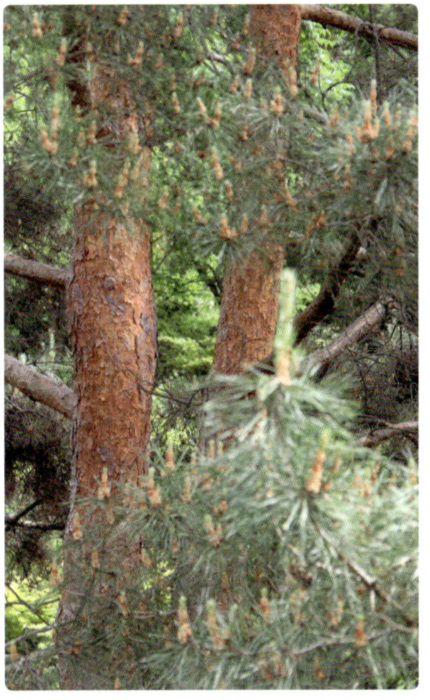

Pinus sylvestris
Familie: Pinaceae (Kieferngewächse)
Synonym: Föhre, Fohre

Die Vielseitige

Botanik

Die Gewöhnliche Waldkiefer (Pinus sylvestris) ist ein bis zu 30 Meter hoher Baum, wobei seine untere Stammhälfte meist astfrei ist. Ihr Wuchs ist nicht streng kerzenförmig und schmal nach oben wie bei Tannen und Fichten, sondern erinnert eher an Laubbäume mit schirmförmiger Krone. Ihre gesamte Ausstrahlung ist dadurch runder, weicher und auch weiblicher. Die Kiefer ist ein Windblütler, das heißt, dass ihre Samen durch den Wind verbreitet werden müssen. Wind und Kiefern stehen sich somit sehr nahe. Der Wind verursacht in der Kiefer ein sanftes Summen oder, wie es Theodor Fontane beschreibt, das Geräusch von feinem Regen.

Ihre Nadeln sind lang und büschelig angeordnet. Die Rinde der Kiefer ist rötlich, und auch die Kiefernblüten sind dunkelrot und kugelig. Im Inneren sind sie prall gefüllt mit gelbem Blütenstaub. Die Kiefer ist ein Solitär, sie steht gern allein. Ihre Pfahlwurzel reicht bis fünf Meter tief in die Erde und verleiht ihr Stabilität.

Namensgeberin der Pflanzenfamilie Pinaceae ist die Gattung Pinus, zu Deutsch Kiefer und im Altdeutschen auch als Kienföhre zu finden.

Vorkommen

Von weltweit insgesamt 90 Kiefernarten bedeckte die „Gemeine Kiefer" (Pinus sylvestris) nach der letzten Eiszeit vor 10000 Jahren zusammen mit der Birke riesige Landstriche in Mitteleuropa. In der nachfolgenden Haselzeit (6000 vor Christus) und Eichenzeit (5000 vor Christus) gingen die Bestände zu Gunsten von Hasel und Eiche zurück.

Im Mittelalter begann die bewusste Aufforstung unserer heimischen Wälder mit der Waldkiefer.

Heute nimmt die Kiefer 23 Prozent der deutschen Waldfläche ein und ist somit nach der Fichte der zweithäufigste Baum in Deutschland. Die Kiefer gilt als äußerst anspruchsloser Baum, der in Wäldern, auf Felsen und auf sandigen, trockenen Böden wächst.

Nutzen

Das deutsche Wort Kiefer leitet sich von „Kien tragender Nadelbaum" ab, da das harzreiche Holz im Mittelalter als Kienspan im Kienhalter angezündet wurde und Licht spendete.

„Föhre", der Schweizer Name für Kiefer, bedeutet Feuerbaum oder Fackelbaum und weist ebenfalls auf den Kienspan hin.

Kiefern waren früher die wichtigsten Harzlieferanten unserer Wälder. Sogenannte Harzer oder Pechler erwarben von den Waldbesitzern, den Adeligen oder Klöstern, gegen einen Zins das Recht der Harznutzung. Sie verletzten im Frühjahr die Bäume, indem sie einen ein Meter lange Streifen der Borke vom Baum abzogen und im Herbst das ausgetretene und getrocknete Harz abschabten. Pro Jahr konnte von einem Baum eineinhalb bis vier Kilo Harz „geerntet" werden. Das Harz wurde gekocht und zur Reinigung durch nasse Säcke gepresst. Verkauft wurde es an die Pharmazie, wo es oft destilliert und als Terpentinöl für Heilzwecke angewendet wurde. Ansonsten wurde das Harz zu Lack, Firniss oder Wagenschmiere verarbeitet. Die Reste im Sack wurden zur Verbrennung als Kienruß, als Stiefelpolitur oder als Druckerschwärze verwendet. Nach dem Harzlassen wurde aus dem „verkienten" Holz im Destillationsofen Teerwasser, Kienöl und Pech hergestellt, das man für Boote, Dächer und Bierfässer verwendete.

Im 19. Jahrhundert zupfte man die langen Nadeln einzeln von den Zweigen und kochte sie mehrere Stunden in Wasser. Die Nadel quoll auf, bis sie platzte und eine watteähnliche Faser zum Vorschein kam. Diese Fasern wurden anschließend getrocknet, und mit der so gewonnenen Waldwolle wurden Bettdecken und Kissen ausgestopft.

Volksmedizin

Kiefernadeln wurden bei Lungenkrankheiten zum Inhalieren mit heißem Wasser überbrüht. Man stellte Hustentee aus Kiefernsprossen her und aus dem Harz Salben für die Wundversorgung und bei Geschwüren.
Das Räuchern des Kiefernharzes sollte schlechte Einflüsse und Dämonen fernhalten.
Die Kiefer war bei uns ein Symbol für Ausdauer.
Auch in China und Japan nimmt die Kiefer eine besondere Bedeutung ein. Neben Kirsche und Pflaume ist sie „der Baum" und symbolisiert Feierlichkeit, Zeitlosigkeit, Beständigkeit und ein langes Leben. An Neujahr schmücken Kiefernäste beide Seiten des Hauses. Kiefernsamen werden in China konsumiert, wenn man sich schlapp und schwach fühlt, wenn man an einer Hauterkrankung leidet – oder als Anti-Aging-Mittel.

Das ätherische Öl der Waldkiefer

Das ätherische Öl der Waldkiefer ist unter dem Handelsnamen „Kiefernadel" erhältlich. Geerntet und destilliert wird unter anderem im Zentralmassiv in Frankreich.

Tipps und Erfahrungen

Kiefernadelöl enthält eine Vielzahl an unterschiedlichen Monoterpenen, welches unter anderem zu einer stark schleimlösenden, antiinfektiösen und antirheumatischen Wirkung führt. Gleichzeitig wirken die Monoterpene psychisch aufrichtend und nervenstärkend. Das Öl zeichnet sich besonders durch seine kortisonähnliche Wirkung aus und wird bei allergischem Asthma und anderen allergischen Prozessen geschätzt. Ätherische Öle enthalten keine Hormone, können aber aufgrund ihrer chemischen Inhaltsstoffe, wie zum Beispiel Cadinene, so etwas wie eine Vorstufe von gewissen Steroidhormonen (Kortison, Kortisol, Östrogen und Testosteron) bilden. Bedingt durch diese strukturelle Ähnlichkeit mit den genannten Hormonen vermutet man eine hormonmodulierende Wirkung. Forschungsergebnisse liegen diesbezüglich jedoch bis jetzt nicht vor. Kiefernadelöl hat sich besonders gut bei Asthma in einer Mischung mit den Ölen Petit Grain bigaradier und Myrte Anden bewährt. Das Öl hat einen etwas „kratzigen" und herben Duft. Daher wird Kiefernadelöl in der Regel gern mit einem Partneröl, wie zum Beispiel Mandarine rot oder Myrte Anden, gemischt.

Portrait Kiefernadelöl

Pinus sylvestris

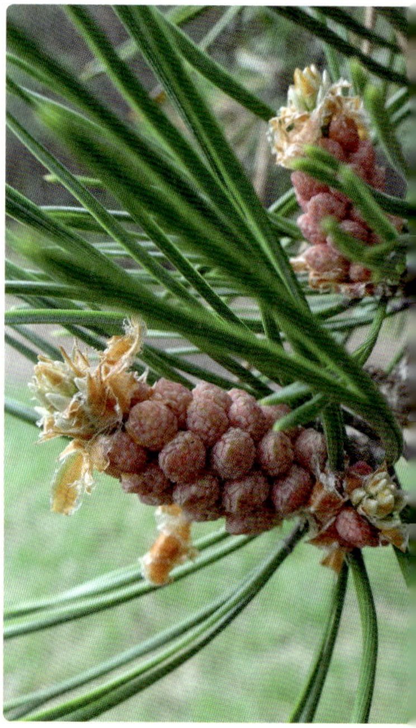

Herkunft, Gewinnung und Qualität

Herkunft: Frankreich
Gewinnung: Wasserdampfdestillation
Pflanzenteile: Zweige mit Nadeln
Destillationszeit: 7 Stunden
Ausbeute: 0,25–0,3 %,
350–400 kg Zweige ergeben ca. 1 kg ätherisches Öl
Qualität: kbA (kontrolliert biologischer Anbau)

Eigenschaften

Farbe: farblos
Duftnote: ▲ Kopfnote
Duft: frisch, harzig, waldig
Haltbarkeit: 2 Jahre nach Öffnen der Flasche

Mischt sich gut mit

Cajeput, „Fichtennadel", Ho-Blätter, Latschenkiefer, Lavendel, Linaloeholz, Lorbeer, Muskatellersalbei, Manuka, Myrte, Palmarosa, Rosenholz, Rosmarin, Salbei, Wacholderbeere, Wintergrün, Zeder, Zirbelkiefer, Zitrusölen

Ätherisches Öl der Waldkiefer

ca. 85–90 % Monoterpene	**(v. a. 77 % α- und β-Pinen, 5 % δ-3-Careen, 3 % Limonen)**
ca. 2,5 % Sesquiterpene	**(v. a. γ-Cadinen, α-Caryophyllen)**[1]

Körperliche Wirkung

- antiseptisch
- entzündungshemmend
- antiallergisch
- auswurffördernd
- durchblutungsfördernd
- kortisonähnliche Wirkung
- hormonmodulierende Wirkung

Anwendung

- Rheuma
- Gelenkbeschwerden
- Muskelkater
- Bronchitis
- Fließschnupfen (Allergie)
- Asthma

Psychische Wirkung

- nervenstärkend

Anwendung

- nervliche Erschöpfung
- Rekonvaleszenz
- Stress

Anwendungsformen

Atemsprays, Duftbrunnen, Inhalationen, Inhalierstifte, Körper- und Massageöle, Rasierwässer, Raumsprays, Saunamischungen, Stream, Waschungen

„After-Sport"

Körperöl zur Entspannung und zum Schutz vor Muskelkater

Muskelkater

30 ml Mandelöl
20 ml Johanniskrautöl
8 Tr. Kiefernadel
5 Tr. Zeder
3 Tr. Latschenkiefer
2 Tr. Lorbeer

Mischung ansetzen und nach dem Sport Arme und Beine einmassieren. Haltbarkeit: 1 Jahr

Kiefernadel-Gelenköl

Gelenkschmerzen

50 ml Johanniskrautöl
2 Tr. Kiefernadel
5 Tr. Latschenkiefer
5 Tr. Rosmarin Kampfer
2 Tr. Wintergrün

Johanniskrautöl in ein Braunglasfläschen geben und die ätherischen Öle hinzuträufeln.
Das Gelenköl regelmäßig auf die schmerzenden Gelenke auftragen.
Haltbarkeit: 1 Jahr

Heuschnupfen-Prophylaxe-Spray

Heuschnupfen

50 ml Hamameliswasser
4 Tr. Kiefernadel
6 Tr. Atlaszeder
6 Tr. Zypresse
2 Tr. Manuka

Hamameliswasser in ein Braunglas-Sprühfläschchen füllen und ätherische Öle hinzuträufeln. Vor jeder Anwendung gut schütteln.
Prophylaktisch mehrmals täglich – bei geschlossenen Augen – rund um die Nase sprühen.
Während eines akuten Heuschnupfenanfalls können auch zwei Sprühhübe direkt in den Mund gegeben werden.

Haltbarkeit: 2 Monate

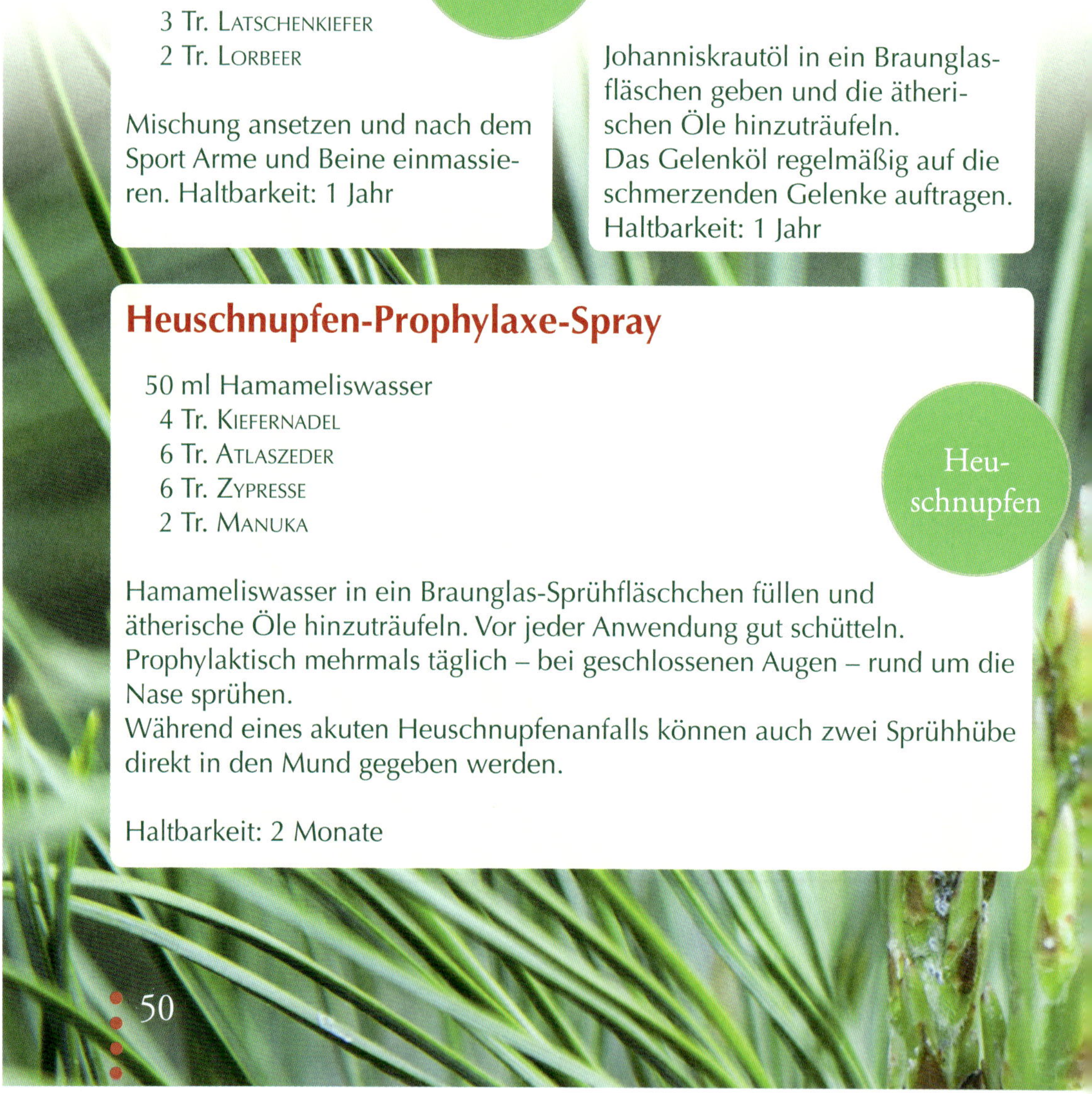

Belebende Waschung

Pflege

500 g Bienenhonig
20 Tr. Kiefernadel
25 Tr. Zitrone
25 Tr. Grapefruit
10 Tr. Zeder
10 Tr. Wacholderbeere

Honig in ein Schraubglas füllen. Die ätherischen Öle dazugeben und gut mischen. Für die Waschung jeweils 1 Esslöffel in das Waschwasser geben und durch Rühren auflösen lassen. Für ein Vollbad werden 2–3 Esslöffel benötigt. Alternative zum Honig: 500 g Totes Meersalz.

Haltbarkeit: 6 Monate

„Durchhalten“

In Lern- und Fastenzeit

30 ml Wodka
20 ml destilliertes Wasser
4 Tr. Kiefernadel
4 Tr. Zirelkiefer
4 Tr. „Fichtennadel“

Alkohol in ein Braunglas-Sprühfläschchen füllen, ätherische Öle hinzuträufeln und mit Wasser auffüllen. Vor jeder Anwendung gut schütteln.

Haltbarkeit: 6 Monate

„Leichter Atmen“

Bei Atembeschwerden

Atembeschwerden

50 ml Orangenblütenwasser
4 Tr. Kiefernadel
4 Tr. Petit Grain
4 Tr. Myrte Anden

Orangenblütenwasser in ein Braunglas-Sprühfläschchen füllen und ätherische Öle hinzuträufeln. Vor jeder Anwendung gut schütteln. Auf die Haut oder Kleidung im Bereich der Brust sprühen.

Haltbarkeit: 2 Monate

Lariciokiefer

Pinus nigra ssp. laricio
Familie: Pinaceae (Kieferngewächse)
Synonym: Kalabrische Kiefer,
Korsische Schwarzkiefer

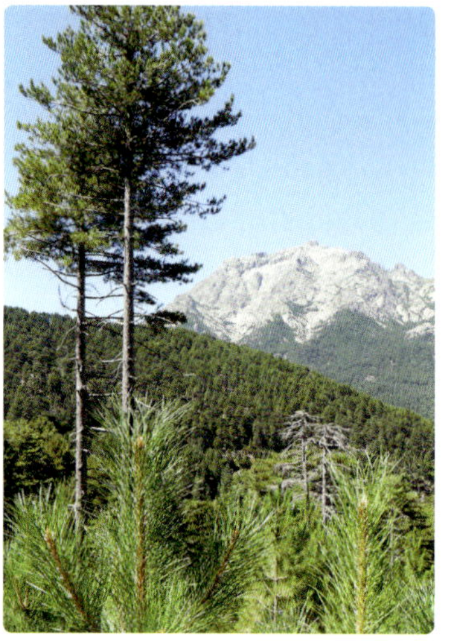

Die Mediterrane in lichter Höhe

Botanik

Die Lariciokiefer ist eine Unterart der Schwarzkiefer (Pinus nigra). Schwarzkiefern werden in viele Unterarten unterteilt. Der Grund dafür ist, dass Schwarzkiefern sich den Umwelt- und Klimabedingungen einer bestimmten Region über lange, lange Zeit genetisch angepasst haben. Im Gegensatz zur Schwarzkiefer ist die Krone der Lariciokiefer lichter und lockerer aufgebaut. Der Stamm wächst meist kerzengerade. Ihre biegsamen Äste sind durch Wind und Wetter hin- und hergebogen und vermitteln einen etwas zerzausten Eindruck. Die leicht welligen Nadeln sind heller grün als die der Schwarzkiefer. So wie alle Schwarzkiefern stehen die Nadeln zu zweit im Büschel. Die Rinde ist tiefrissig und die schuppenartige Borke etwas heller als bei der Schwarzkiefer. Die Lariciokiefer kann bis zu 1000 Jahre alt werden.

Vorkommen

Die Lariciokiefer ist wild wachsend vorwiegend in Süd- und Mittelitalien sowie auf Korsika zu finden. Auf Korsika gehört sie zu den meist verbreiteten Baumarten. Gerade in Höhenlagen zwischen 800 und 1800 Metern sind ganze Wälder dieser Kiefernart zu finden. Die Lariciokiefer ist sehr unempfindlich gegen starke Seestürme und kann auch längere Frostperioden unversehrt überstehen.

Das ätherische Öl der Lariciokiefer

Die Lariciokiefer wird auf Korsika ab einer Höhenlage von 1200 Metern geerntet. Ab dieser Höhenlage kann der Destillateur davon ausgehen, dass es sich bei dem Erntegut tatsächlich um Zweige der Lariciokiefer handelt und nicht um eine andere Kiefernart. Zur Destillation freigegeben sind nur Baumbestände, die von der korsischen Forstbehörde ONF (Office national des forêts) speziell hierfür ausgewiesen wurden. Diese Bestände liegen meist im Landesinneren. Sie werden von Ecocert vor jeder Ernteperiode begutachtet. Geschlagen werden hauptsächlich nachwachsende Äste und junge Bäume, da diese Wege und Unterholz unbegehbar machen. Es werden keine älteren Bäume extra für die Destillation gefällt.

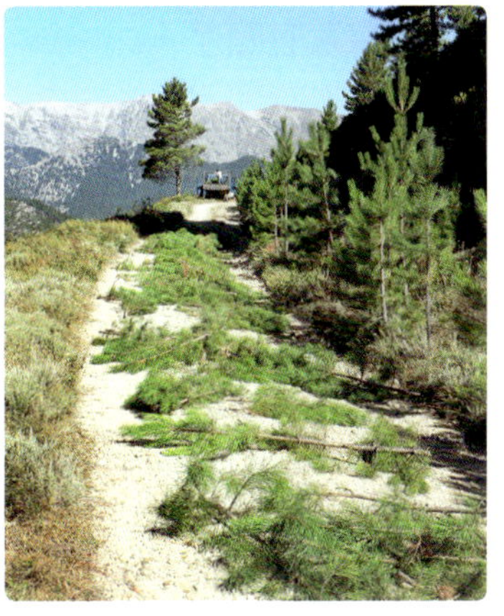

Das Ernten und Transportieren des Pflanzenguts ist aufwendig und mühsam. Vor der Destillation muss das Material zunächst noch geschnitten und gehäckselt werden. Anschließend wird die Destille mit dem gehäckselten Pflanzenmaterial dicht befüllt. Die Destillationszeit beträgt etwa drei bis vier Stunden.
Durch eine kaskadenförmige Konstruktion von zwei Florentinervasen lässt sich zum Schluss das ätherische Öl vom Hydrolat besser trennen.
1200 Kilo Pflanzenmaterial werden benötigt, um etwa drei bis vier Kilo ätherisches Lariciokieferöl zu gewinnen.

Tipps und Erfahrungen

Lariciokieferöl ist ein milderes ätherisches Kiefernöl, das im Gegensatz zu anderen hier vorgestellten Nadelbaumölen einen deutlich geringeren Monoterpenanteil aufweist.
Durch den leichten Oxidanteil wirkt das Öl schleimlösend und lässt sich bei Schnupfen oder Atemwegsproblemen sowohl in Mischungen wie auch als Einzelöl gut einsetzen.
Durch die Ester- und Sesquiterpenanteile wirkt das Öl psychisch aufhellend.
Seinen Einsatz kann dieses besondere, eher seltene ätherische Öl in vielen gesundheitsfördernden Mischungen für Erwachsene und Kinder finden. Der leicht blumige Duft ist angenehm sanft, sodass er auch für Parfummischungen gut geeignet ist.

Portrait Lariciokieferöl

Pinus nigra subsp. laricio

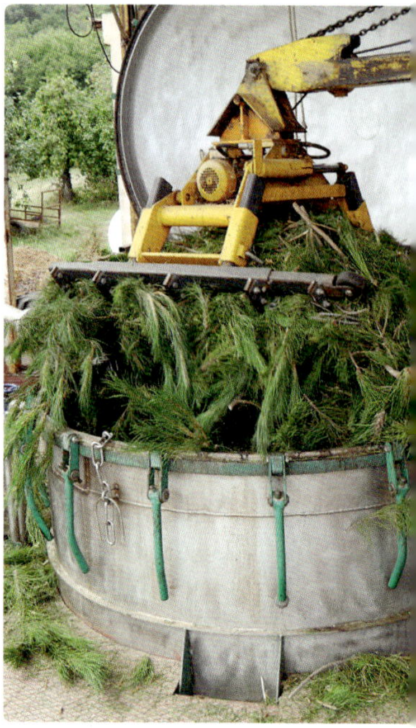

Herkunft, Gewinnung und Qualität

Herkunft: Frankreich (Korsika)
Gewinnung: Wasserdampfdestillation
Pflanzenteile: Zweige mit Nadeln
Destillationszeit: 4 Stunden
Ausbeute: 0,3 %,
350 kg Zweige ergeben ca. 1 kg ätherisches Öl
Qualität: Wildwuchs, biozertifiziert (Ecocert)

Eigenschaften

Farbe: klar
Duftnote: ▲/❤ Kopfnote/Herznote
Duft: harzig-waldig, balsamisch, leicht blütenhaft
Haltbarkeit: 2 Jahre nach Öffnen der Flasche

Mischt sich gut mit

Atlaszeder, Benzoe Siam, Douglasfichte, Himalayazeder, Ho-Blätter, Lavendel, Lemongrass, Linaloeholz, Immortelle, Mimose, Myrte, Osmanthus, Tonkaextrakt, Wacholder, Weißtanne, Zirbelkiefer, Zitronenverbene, Zitrusölen

Ätherisches Öl der Lariciokiefer

ca. 60 % Monoterpene	**(v. a. 46 % α-Pinen, 3,5 % β-Pinen, 4,5 % β-Phellandren, 5 % Limonen)**
ca. 5,6 % Oxid	**(v. a. 1,8-Cineol)**
ca. 3 % Sesquiterpene	**(v. a. Germacren D und β-Caryophyllen)**
ca. 3 % Ester	**(v. a. Linalylacetat)[1]**

Körperliche Wirkung

- atemstimulierend
- schmerzlindernd
- entstauend
- schleimlösend

Anwendung

- Bronchitis
- Lymphdrainage
- Sinusitis

Psychische Wirkung

- nervenstärkend
- herzschmerzlindernd
- aufbauend, stimulierend

Anwendung

- Stress
- Ängste
- Burn-out

Atmosphärische Wirkung

- raumluftreinigend

Anwendung

- Raumbeduftung

Anwendungsformen

Bäder, Balsame, Duftbrunnen, Duftlampen, Duftsteine, Inhalationen, Inhalierstifte, Körper- und Massageöle, Nasenöle, Naturparfums, Rasierwässer, Raumsprays, Roll Ons, Saunaaufgüsse, Stream, Vernebler

Laricio-Körperöl

Anregendes, lymphatisch entstauendes Körper- und Massageöl

Lymph-drainage

50 ml Sesamöl
10 Tr. Lariciokiefer
5 Tr. Wacholder
5 Tr. Orange

Ätherische Öle in das Sesamöl geben. Fläschchen verschließen und schütteln. Das Laricio-Körperöl eignet sich besonders gut morgens nach der Dusche. Die Mischung kann in die noch feuchte Haut einmassiert werden.

Haltbarkeit: 1 Jahr

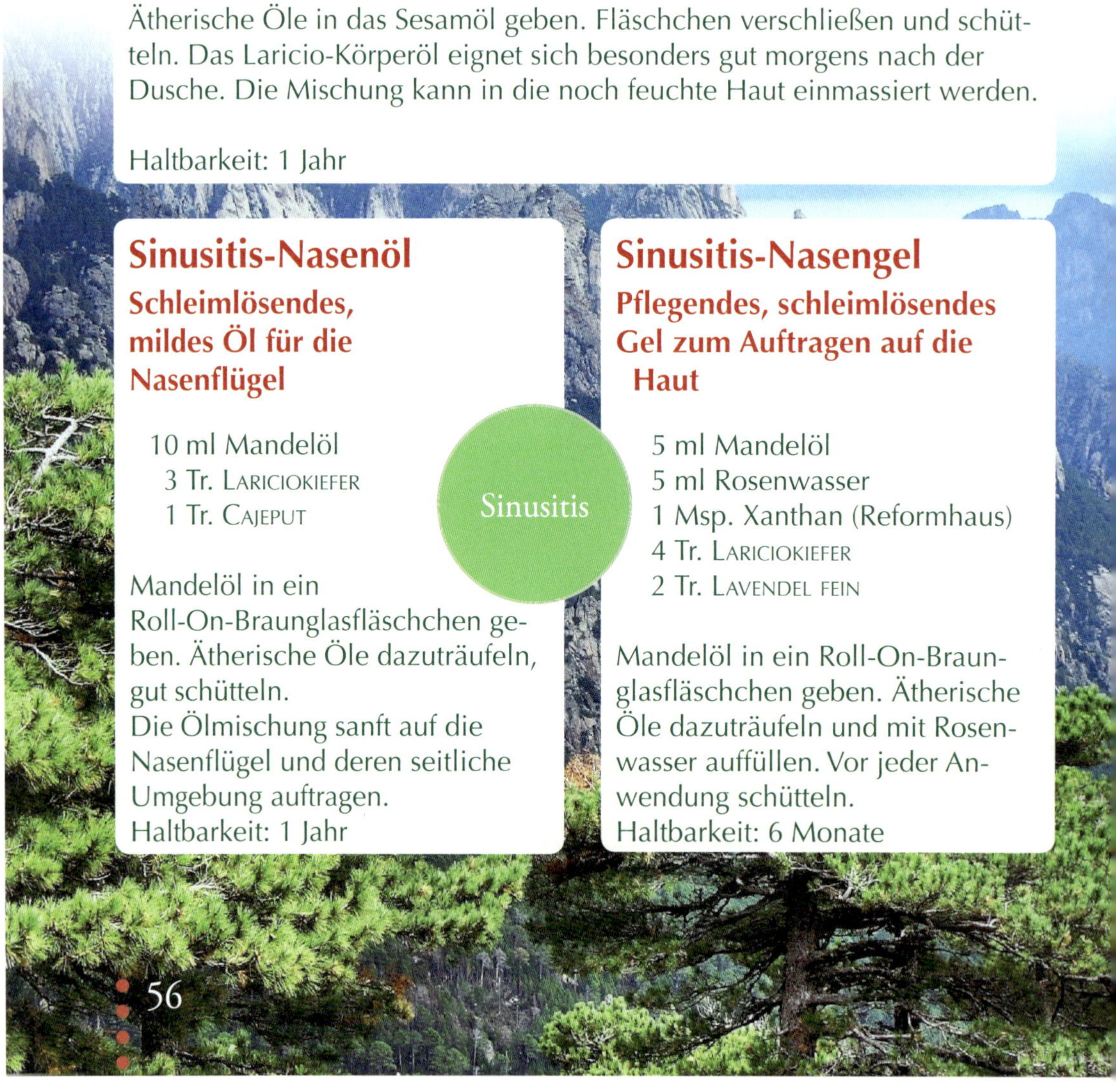

Sinusitis-Nasenöl

Schleimlösendes, mildes Öl für die Nasenflügel

Sinusitis

10 ml Mandelöl
3 Tr. Lariciokiefer
1 Tr. Cajeput

Mandelöl in ein Roll-On-Braunglasfläschchen geben. Ätherische Öle dazuträufeln, gut schütteln.
Die Ölmischung sanft auf die Nasenflügel und deren seitliche Umgebung auftragen.
Haltbarkeit: 1 Jahr

Sinusitis-Nasengel

Pflegendes, schleimlösendes Gel zum Auftragen auf die Haut

5 ml Mandelöl
5 ml Rosenwasser
1 Msp. Xanthan (Reformhaus)
4 Tr. Lariciokiefer
2 Tr. Lavendel fein

Mandelöl in ein Roll-On-Braunglasfläschchen geben. Ätherische Öle dazuträufeln und mit Rosenwasser auffüllen. Vor jeder Anwendung schütteln.
Haltbarkeit: 6 Monate

„Winterwald“
Mischung für die Duftlampe

Winterduft

5 Tr. Lariciokiefer
3 Tr. Zirbelkiefer
2 Tr. Zeder

Für eine winterlich gemütliche Atmosphäre. Nimmt den Stress des Alltags, wirkt beruhigend und klärend. Die Mischung kann auch für mehere Anwendungen angesetzt werden. Hierfür ein 10-ml-Fläschchen mit der zehnfachen Menge an Tropfen befüllen.

Wald-Parfum
Naturparfum zur Stärkung

Psychisch aufhellend

10 ml Wodka
10 ml Orangenhydrolat
25 Tr. Lariciokiefer
23 Tr. Weisstanne
5 Tr. Douglasfichte
16 Tr. Osmanthus 5 %
8 Tr. Ho-Blätter
10 Tr. Tonkaextrakt
1 Tr. Atlaszeder

Vor Verwendung immer schütteln.
Für Profis, Haltbarkeit: 1 Jahr

„Herzschmerz“
Inhalierstift für unterwegs

5 Tr. Lariciokiefer
1 Tr. Zitrone

Ätherische Öle auf den Duftträger des Inhalierstifts geben. Bei Bedarf öffnen und den Lariciokieferndruft tief einatmen.

Roll On „Schutz und Kraft“

Psychische Verletzungen

10 ml Jojobaöl
5 Tr. Lariciokiefer
2 Tr. Lavendel fein
1 Tr. Immortelle

Jojobaöl in ein Roll-On-Fläschchen füllen, ätherischen Öle dazugeben und leicht schütteln. Zum Auftragen auf Schläfen, Nackenpartien, hinter den Ohren und im Pulsbereich der Hände. Geeignet auch für Solarplexus, Herzgegend und für die Fußsohle
Haltbarkeit: 1 Jahr

Latschenkiefer

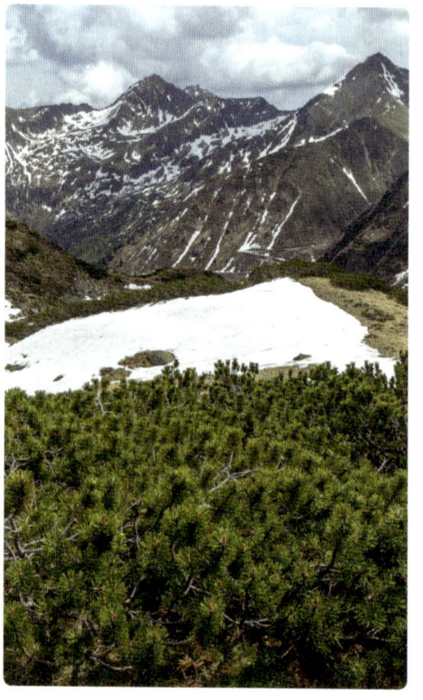

Pinus mugo
Familie: Pinaceae (Kieferngewächse)
Synonym: Latsche, Legföhre, Krumholzkiefer, Bergkiefer

Die Krummliegende

Botanik

Die Latschenkiefer ist ein Strauch oder kleiner Baum, der, je nach Unterart, in vielen verschiedenen Größen zu finden ist. Ihr niedriger, gedrungener Wuchs und die in Höhenlagen häufig am Boden liegenden biegsamen Äste schützen die Pflanze vor Bruch bei starken Stürmen und der jährlich wiederkehrenden Schneelast. Latschenkiefern können bis zu 200 Jahre alt werden. Das Alter der Nadeln kann bis zu zehn Jahre betragen. Die Benadelung ist dichter als bei der Waldkiefer. Die Kurztriebe tragen ein Büschel von Nadeln, die leicht gedreht sind.

Vorkommen

Die Latschenkiefer ist ein Relikt der letzten Eiszeit. Die sonnenlichtliebende, niedrig wachsende Kiefer wächst in den Alpen auf einer Höhe von 1400 bis 2500 Metern, auch subalpine Krummholzzone genannt. Die Bestände bilden hier häufig die obere Baumgrenze. Noch heute prägt sie das landschaftliche Bild der alpenländischen Gebirgsregionen und ist jedem Wanderer bekannt. Im Nationalpark „Hohe Tatra" in dei Slowakei sind noch große und undurchdringbarc Latschenbestände zu finden.

Nutzen

Latschenkiefern haben durch ihre Robustheit und Langlebigkeit eine wichtige Funktion als Erosions- und Lavinenschutz. Sie sind sehr frosthart, gelten als Pioniergehölz für sowohl flach- wie auch tiefgründige Böden und können allein oder in großen Gruppen stehen. Ihr Wurzelwerk ist eher flach, dafür sehr stark verzweigt.
Das Holz der Latschenkiefer wurde früher in den Alpen als Drechsler- und Schnitzholz verwendet.

Volksmedizin

Von der Bergbevölkerung wurden Erzeugnisse von Latschenkiefern schon immer bei Erkältungserkrankungen zum Inhalieren und für Einreibungen verwendet. Auch bei Rheuma, Muskel- und Nervenschmerzen wurden sie erfolgreich eingesetzt.
An manchen Orten wurde mit Latschenkiefer- und Wacholderholz geräuchert, zum Beispiel bei Erkrankungen – oder wenn jemand verstorben war.
Um Berggeister abzuwehren, hängten im Alpenland Senner Latschenzweige an die Türen ihrer Berghütten. In manchen Gegenden stellte man sich vor, dass im Latschenfeld der Tatzelwurm, ein Drache, lebt. Ihm wurde nachgesagt, den Übergang in die Anderswelt zu bewachen.

Das ätherische Öl der Latschenkiefer

Latschenkiefern bilden große Bestände in der Alpenregion. Für die Erzeugung des ätherischen Öls müssen für jeden Destillationsvorgang frische Zweige und Äste geerntet werden. Früher wurden auch in Deutschland Latschenkiefern gerodet, um alpines Weideland zu pflegen oder Skipisten frei zu halten. Heute werden bei uns in Deutschland keine wild wachsenden Latschenkiefern mehr für die Ölproduktion verwendet.
Ganz anders in Südtirol. Im Pustertal beispielsweise gibt es ein Fläche von ca. 15000 Hektar mit Latschenkiefernbewuchs. Allein zum Erhalt der landschaftstypischen Weideflächen müssen in vielen Gebieten die Latschenkiefernbestände regelmäßig geschnitten werden.
Dieser Umstand kommt den Destillateuren zugute. Die „Ölbrennereien“, so heißen die Destillen in Österreich und Südtirol, erhalten von den örtlichen Forstbehörden, in Kooperation mit den Bauern, regelmäßig die Genehmigung zum Schlagen der Latschenkiefern für gewisse Gebiete. Dies kommt den Bauern sehr gelegen, da sie sich nun um die Freihaltung der Alpenwiesen nicht mehr selbst kümmern müssen. Es ist

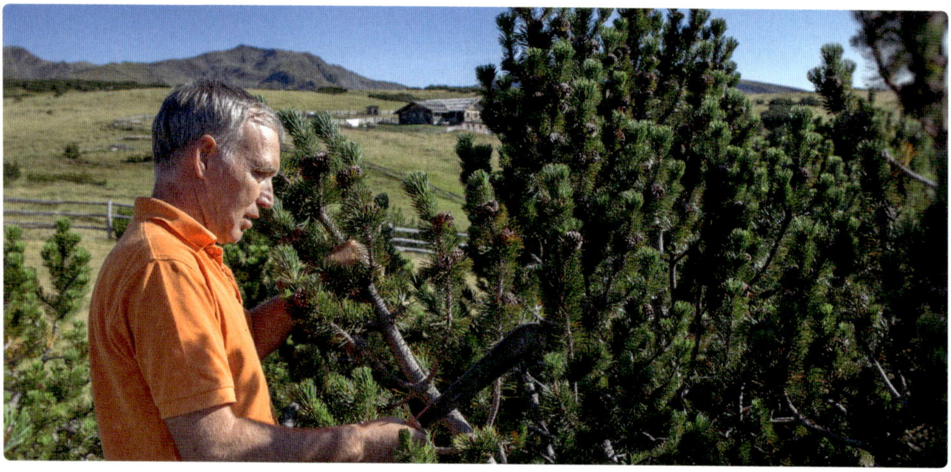

wichtig, diese Rückschnitte durchzuführen, sonst würden viele Almwiesen mit Wacholderbüschen und Latschenkiefern regelrecht verbuschen. Für die Destillation müssen zunächst Latschenkiefern und Wachholdersträucher „geschlägert" werden (Begriff aus Österreich und Südtirol für das Abhacken der Sträucher mit einer kleinen Machete). Danach kommen sie gebündelt, teils über Seile, ins Tal. Hier können sie nun gehäckselt und „gebrannt" (destilliert) werden. In Südtirol hat sich die Kooperation zwischen Bauern, der Forstbehörde und den Ölbrennereien über Jahrhunderte bewährt.
Ein gutes Beispiel ist Franz Niederkofler, der gemeinsam mit seiner Familie jetzt in der vierten Generation die Ölbrennerei Bergila in Pfalzen, Südtirol, betreibt.

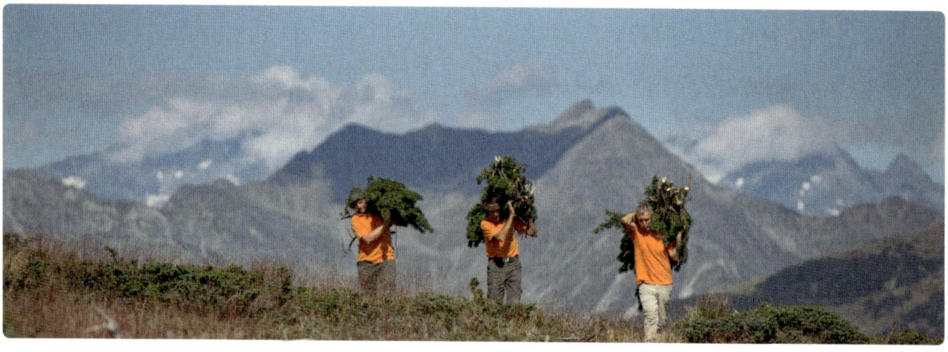

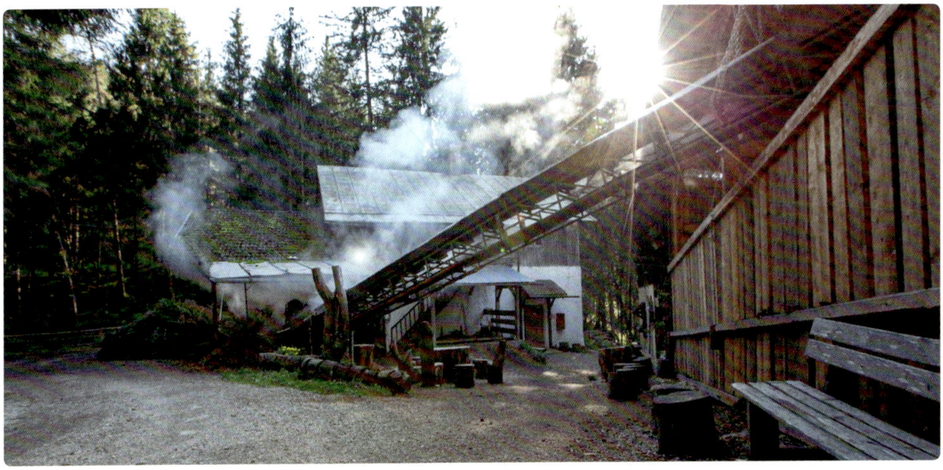

Immer einen Besuch wert:
Latschenölbrennerei Bergila, Südtirol

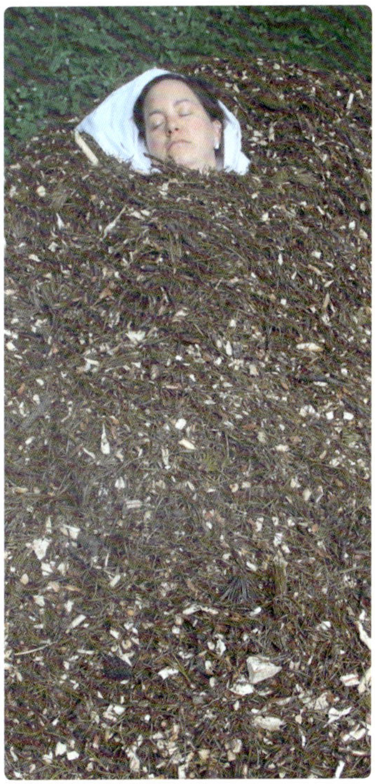

„Waldbaden" einmal anders:
Ruhen in warmen Destillationsresten,
Tauber´s Bio Vitalhotel, Südtirol

Tipps und Erfahrungen

Latschenkieferöl ist ein absoluter Klassiker unter allen Baumölen. Traditionell findet man es im Franzbranntwein, in Fußcremes, in Saunaaufgüssen, in Muskel- und Gelenkschmerzölen und im Erkältungsbalsam. Im Gegensatz zum Zirbelkieferöl liegt der Anwendungsschwerpunkt eindeutig bei den körperlichen Beschwerdebildern.
Latschenkiefer eignet sich besonders gut für alle atemstimulierenden Einreibungen.

Portrait Latschenkieferöl

Pinus mugo

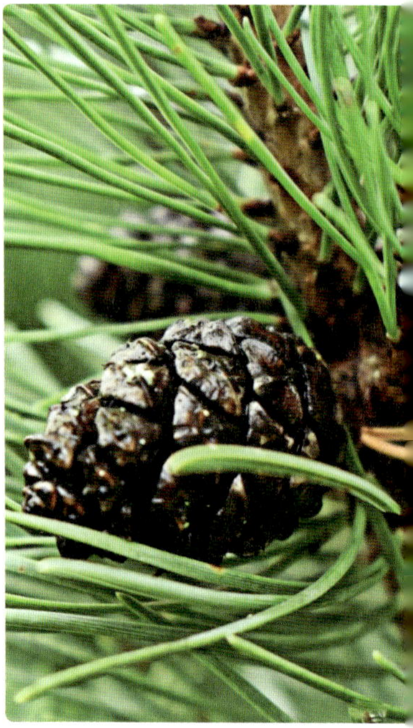

Herkunft, Gewinnung und Qualität

Herkunft: Österreich, Italien (Südtirol)
Gewinnung: Wasserdampfdestillation
Pflanzenteile: Zweige mit Nadeln
Destillationszeit: 4 Stunden
Ausbeute: 0,3–0,4 %,
300 kg Zweige ergeben ca. 1 kg ätherisches Öl
Qualität: Wildwuchs, kbA (kontrolliert biologischer Anbau)

Eigenschaften

Farbe: farblos
Duftnote: ▲ Kopfnote
Duft: frisch, klar, krautig-waldig
Haltbarkeit: 2 Jahre nach Öffnen der Flasche

Mischt sich gut mit

Atlaszeder, Benzoe Siam, Cajeput, Eukalyptus, Himalayazeder, Ho-Blätter, Lavendel, Linaloeholz, Lorbeer, Myrte, Palmarosa, Pfefferminze, Rosmarin, Weihrauch arabisch, Wacholder, Weihrauch, Zirbelkiefer, Zitrusölen

Ätherisches Öl der Latschenkiefer

ca. 90 % Monoterpene	**(v. a. 22 % δ-3-Careen, 20 % α-und β-Pinen, 15 % Phellandren, 11 % Myrcen, 8 % Limonen)**
ca. 3 % Sesquiterpene	**(v. a. β-Caryophyllen)[1]**

Körperliche Wirkung

- **schleimlösend**
- **immunstimulierend**
- **schmerzstillend**
- **entstauend**
- **durchblutungsfördernd**

Anwendung

- **Bronchitis**
- **Muskelkater**
- **Rheuma**
- **Gicht**

Psychische Wirkung

- **anregend**
- **stärkend**
- **energetisierend**

Anwendung

- **Müdigkeit**
- **Erschöpfung**
- **Energielosigkeit**

Atmosphärische Wirkung

- **keimtötend über die Raumluft**

Anwendung

- **Raumluftreinigung**
- **Raucherzimmer**

Anwendungsformen

Bäder, Balsame, Duftbrunnen, Duftlampen, Duftsteine, Erkältungsöle, Franzbranntwein, Inhalationen, Inhalierstifte, Körperöle, Rasierwässer, Raumsprays, Roll Ons, Saunaaufgüsse, Stream, Vernebler

Gelenk- und Muskelöl

Rheuma

Wärmend und durchblutungsfördernd

25 ml Johanniskrautöl
15 ml Jojobaöl
6 Tr. Latschenkiefer
6 Tr. Grapefruit
3 Tr. Rosmarin Kampfer

Trägeröle und ätherische Öle in ein Braunglasfläschchen geben. Mehrmals täglich auf die betroffenen Stellen auftragen.

Fußwohl-Balsam

Erfrischender und belebender Balsam

Fuß-
pflege

30 g Sheabutter
20 ml Mandelöl
9 Tr. Latschenkiefer
2 Tr. Wacholderbeere
2 Tr. Zeder

Sheabutter im Wasserbad leicht erwärmen, Mandelöl und ätherische Öle hinzuträufeln. In ein Döschen füllen und abkühlen lassen.
Haltbarkeit: 1 Jahr

„Wenn die Muskeln schmerzen"

Nach Sport und anstrengender körperlicher Arbeit

Muskelkater

50 ml Johanniskrautöl
3 Tr. Latschenkiefer
2 Tr. Lorbeer
2 Tr. Cajeput

Johanniskrautöl in ein Braunglasfläschchen füllen und die ätherischen Öle dazuträufeln. Zusätzlich wohltuend und psychisch entspannend ist es, wenn die Mischung der ätherischen Öle noch durch einen Tropfen Tonkaextrakt ergänzt wird.

Haltbarkeit: 12 Monate

Inhalation bei Schnupfen

Erkältung

Grundmischung bei Infektion der oberen Atemwege

3 Tr. Latschenkiefer
3 Tr. Lorbeer
3 Tr. Zitrone
3 Tr. Cajeput
3 Tr. Zeder

2 Tropfen der Grundmischung für eine Inhalationssitzung verwenden. Haltbarkeit: 2 Jahre

Brustbalsam

Erkältung

30 ml Sheabutter
20 ml Mandelöl
8 Tr. Latschenkiefer
5 Tr. Cajeput
3 Tr. Lavendel fein

Sheabutter im Wasserbad bei ca. 40 Grad schmelzen, Mandelöl dazugeben und die ätherischen Öle dazuträufeln. In 2–3 Braunglasgläschen abfüllen und abkühlen lassen.

Haltbarkeit: 6 Monate

Latschenkiefer-Franzbranntwein-Gel

Für Brust- und Rückeneinreibungen, zur Erfrischung und zum leichteren Abhusten

Bronchitis

30 ml Wodka
20 ml destilliertes Wasser oder Hydrolat
3–5 Msp. Xanthan (Reformhaus)
12 Tr. Latschenkiefer
4 Tr. Rosmarin Verbenon

Alkohol in ein Braunglasfläschchen geben, ätherische Öle dazuträufeln und Xanthan einrühren. Einen Tag eindicken lassen. Vor Gebrauch schütteln. Ausfällungen sind keine Qualitätsminderung. Zum Schutz vor Austrocknung kann die Haut vorher mit Mandelöl gepflegt werden.
Haltbarkeit: 6 Monate

Zirbelkiefer

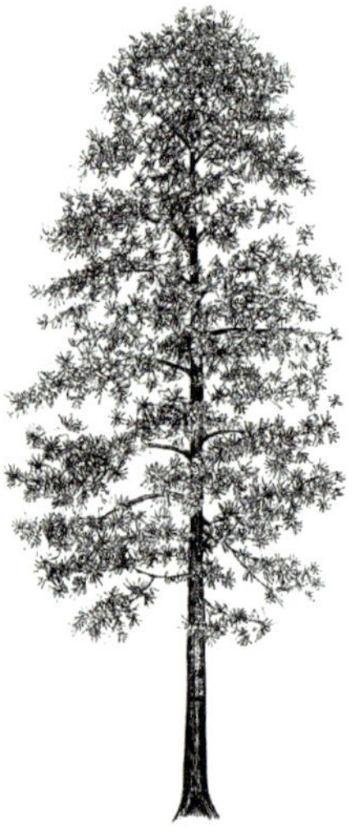

Pinus cembra
Familie: Pinaceae (Kieferngewächse)
Synonym: Zirbe, Zirm, Arve, Arbe, Petschl

Die Starke und Unverwüstliche

Dem Wind trotzend
hält sie ihre Zweige entgegen
Bewegt im Atem der Winde
ihre Wipfel wie Arme,
die Dir zuwinken,
Dich zu beschützen scheinen
vor den Stürmen des Lebens

Aleke Thuja

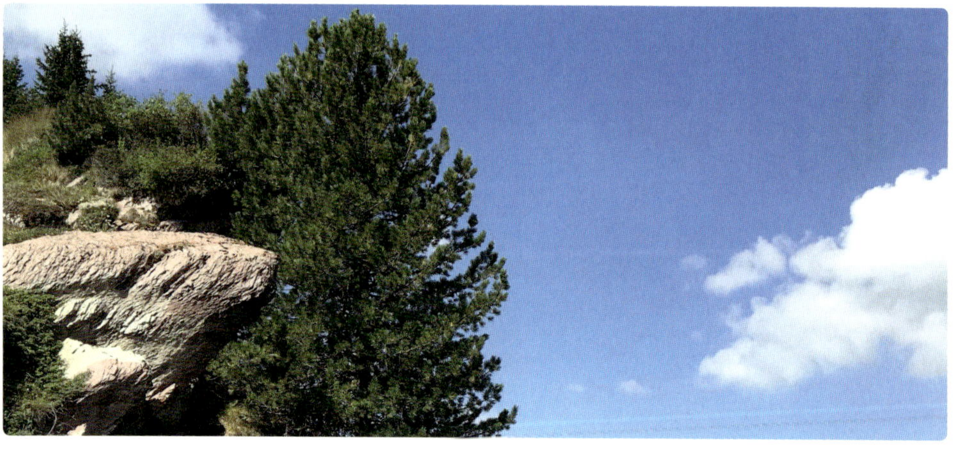

Botanik

Die Zirbelkiefer ist eine ganz außergewöhnliche Art in der Gruppe der Kiefern. Der bis zu 40 Meter hoch werdende Nadelbaum hat im Gegensatz zu anderen Kiefernarten (z. B. Waldkiefer oder Latschenkiefer) nicht zwei Nadeln, sondern fünf pro Büschel. Die Nadeln sind in sich leicht gedreht. Wahrscheinlich geht auch der Name Zirbelkiefer auf das mittelhochdeutsche Wort „wirbeln, sich drehen" zurück. Zirbelkiefern können ein erstaunliches Alter von bis zu 1000 Jahren erlangen.
Die Tannenhäher (eine Singvogelart, die in den alpinen Nadelwäldern zu Hause ist) bilden in den Alpen mit Zirbelkiefern eine Art Lebensgemeinschaft. So sammeln diese Vögel die Samen der Zirbel und verstecken sie in der Erde als Wintervorrat. Auf diese Weise ist ganz nebenbei auch für die Verbreitung der Bäume gesorgt.

Vorkommen

Die Zirbelkiefer kommt in den Hochalpen der Schweiz, Südtirols und Österreichs auf einer Höhe von 1800 bis 2400 Metern vor. Der ein oder andere Wanderer wird ihr schon einmal begegnet sein. Sie wächst in der sogenannten Krummholzzone und ist durch ihre bizarre Form schon von Weitem zu erkennen. Die Zirbelkiefern gehören zu den zähesten und standhaftesten Bäumen der Alpenregion. Neben der sibirischen Fichte zählt sie zu den frosthärtesten Bäumen. Sie kann bis - 40 Grad überleben. Auch hohen Temperaturschwankungen, schwerer Schneelast und starken Stürmen hält sie stand.
In den Alpenregionen spricht man vom blauen Licht der Zirbelkiefer, das an besonders heißen Sommertagen über den Zirbelwäldern sichtbar wird. Dabei handelt es sich um die vermehrte Produktion an ätherischem Öl, die als blauer Dunst wahrgenommen werden kann. So schützt sich der Baum vor intensiver Sonneneinstrahlung.

Bräuche, Sagen und Mythen

In vielen alpenländischen Sagen und Märchen begegnet man der „Arve", wie die Zirbelkiefer im Alpenraum häufig genannt wird, als Kraftbaum oder hilfreichem Geist, der den erschöpften Wanderer schützt oder stärkt. Verliert der Bergsteiger seinen Weg nach unten „geht die Zirbelkiefer in Form von blauem Licht vor ihm her und zeigt ihm den Weg", heißt es. Sie steht als Sinnbild für Ausdauer und Stärke, für ungebrochenen Lebensmut und für das Stärken der Lebensgeister. Die Zirbe galt den Alpenbewohnern

als äußerst verehrungswürdig und heilig, deshalb ist es bis heute ein Frevel, Zirbelholz als Feuerholz zu verwenden.
Das moderne Märchen „Stein und Flöte, und das ist noch nicht alles" von Hans Bemmann beschreibt ein Stück Zirbelkiefernwurzel, das sich als Wesen der Zirbelkiefer entpuppt und anfängt, mit der Hauptfigur namens Lauscher zu sprechen.
Der Geist der Zirbel wird im Laufe der Geschichte zum spirituellen Weisen und lehrt Lauscher, sich den Stürmen des Lebens zu stellen, Geduld zu haben und seinen Kräften zu vertrauen.

Volksmedizin

Die Zirbelsamen (auch als Zirbennüsschen bekannt) waren eine wichtige Nahrungsquelle der Alpenbewohner, vor allem als Mittel gegen die Auszehrung in der langen Winterzeit. Außerdem wurden sie in Milch gekocht gegen Husten und Lungenleiden. Der Zirbenschnaps ist bis heute als Magenmittel, bei Erkältungen und äußerlich bei Gelenkschmerzen im Einsatz. Das Harz wurde zu Desinfektionszwecken und um das Haus „zu schützen" verräuchert. Die Holzfäller und Alpenbewohner kauten das Harz wie Kaugummi. Im Pustertal in Südtirol galt Tee aus Zirbennadeln als Verhütungsmittel.

Nutzen

Das Zirbelholz wurde im Alpenraum traditionell für den Bau von Häusern und Kapellen und für Schindeln benutzt. Getreidetruhen und Kleiderschränke aus Zirbelholz schützten vor Motten. Die „gute Stube" und die Gaststube in den Wirtschaften wurden aus Zirbelholz gefertigt. In diesen sogenannten Zirbel- oder Zirbenstuben verbreitet sich durch den Duft des Holzes über viele Jahre eine angenehme Atmosphäre.

Aktuelles zur Erforschung von Zirbelkieferholz:

Laut einer Studie am Human Research Institut für Gesundheitstechnologie und Präventionsforschung in Graz/Österreich hat der Duft des Zirbelholzes positive Auswirkung auf den Schlaf: Dem Organismus werden pro Nacht 3500 Herzschläge erspart (das entspricht einer Stunde Herzarbeit), und der vegetative Erholungsprozess wird beschleunigt. Die Tiefschlafphasen werden länger, und das allgemeine Wohlbefinden und die mentale und körperliche Verfassung verbessern sich. Für die Aktivierung des Vagustonus, des „Erholungsnervs", wird das ätherische Öl mitverantwortlich gemacht.

Neben dem ätherischen Öl (Wirkungen siehe Seite 71) sind im Holz der Zirbelkiefer Pinosylvin und Pinocembrin zu finden. Pinosylvin ist ein Polyphenol und wirkt stark antibakteriell und antimykotisch. Pinocembrin ist ein Flavonoid und hat eine antioxidative Wirkung. Zirbelkieferholz wirkt zudem gegen Insekten. Inzwischen gilt Zirbelholz als Gesundheitsholz, und der Preis hat sich vervierfacht. Die Provinzverwaltung von Südtirol hat dieses Jahr verfügt, dass nur noch zehn Prozent der Menge an Zirbelkiefern im Vergleich zu den letzten zwei Jahren gefällt werden dürfen, um den Bestand zu schützen.

Ätherisches Öl der Zirbelkiefer

Sobald zwischen Mai und Oktober in den Zirbelkieferwäldern in Österreich oder Südtirol Bäume geschlagen werden, bieten die Waldbesitzer den Ölbrennereien (Hersteller ätherischer Öle) an, nach dem Abtransport der Holzstämme die Baumreste aus dem Wald abzuholen. Die Zweige werden erst kurz vor der Destillation gehäckselt und dann mehrere Stunden mit heißem Wasserdampf beschickt, um das ätherische Öl aus den Harzgängen herauszulösen.

Tipps und Erfahrungen

Das Öl der Zirbelkiefer erlebt seit einigen Jahren einen wahren Boom. Viele Erfahrungswerte, sowohl mit Zirbelkieferholz als auch mit dem ätherischen Öl des Baumes, haben gezeigt, dass der Duft der Zirbelkiefer sich positiv auf die Schlafqualität auswirkt. Wie schon im Zusammenhang mit dem Holz erwähnt, verlängert er die Tiefschlafphasen und kann nachweislich unsere Herzschläge während der Nacht reduzieren. Zirbelkieferöl wirkt stresslösend und stärkt das allgemeine Wohlbefinden. Die charaktervolle und kräftige Duftnote hilft uns, auch in schwierigeren Zeiten, uns aufzurichten und zu ermuntern. Für diesen positiven Effekt auf unsere Psyche ist unter anderem der hohe Anteil an verschiedenen Monoterpenen verantwortlich. Ihnen ist eine stabilisierende, kräftigende und mutmachende Wirkung zuzuschreiben und unterstützen bei Angst, Mutlosigkeit, leicht depressiver Verstimmung und bei Burn-out.
Zirbelkieferöl eignet sich auch als Schutzöl für Therapeuten zur Abgrenzung vor einem „Zu viel" an äußeren Einflüssen. Aufgrund des hohen Monoterpengehalts wird Zirbelkieferöl auch überall dort eingesetzt, wo es darum geht, Gerüche zu neutralisieren und die Luft zu desinfizieren. Die luftverbessernde Wirkung vermag selbst Zigarettenrauch und abgestandene Essensgerüche zu neutralisieren.

Portrait Zirbelkieferöl

Pinus cembra

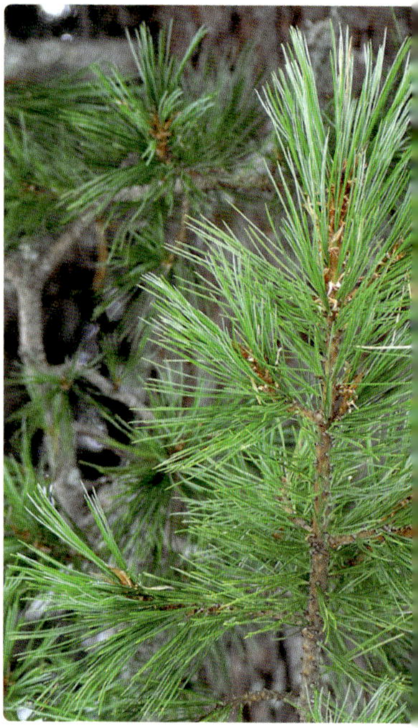

Herkunft, Gewinnung und Qualität

Herkunft: Österreich, Schweiz, Italien (Südtirol)
Gewinnung: Wasserdampfdestillation
Pflanzenteile: zerkleinerte Zweige mit Nadeln
Destillationszeit: 4 Stunden
Ausbeute: 0,4 %,
250 kg Zweige ergeben ca. 1 kg ätherisches Öl
Qualität: kbA (kontrolliert biologischer Anbau)

Eigenschaften

Farbe: farblos
Duftnote: ▲/❤ Kopfnote/Herznote
Duft: holzig-frisch, klar
Haltbarkeit: 18 Monate nach Öffnen der Flasche

Mischt sich gut mit

Atlaszeder, Douglasfichte, Benzoe Siam, Cajeput, Eukalyptus radiata, Himalayazeder, Ho-Blätter, Latschenkiefer, Lemongrass, Linaloeholz, Myrte, Riesentanne, Wacholderbeere, Weißtanne, Zitronenverbene, Zitrusölen

ca. 90 % Monoterpene	**(v. a. 45 % α-Pinen, 11 % β-Pinen, 17 % β-Phellandren, 12 % Limonen)**
ca. 3 % Sesquiterpene	**(v. a. Germacren D)**
ca. 0,5 % Ester	**(v. a. Bornylacetat)[1]**

Körperliche Wirkung

- **antiseptisch**
- **schleimlösend**
- **durchblutungsfördernd**
- **atmungsvertiefend**

Anwendung

- **Bronchitis, Husten**
- **Erkältung, Schnupfen**
- **Nebenhöhlenentzündung**
- **Rheuma, Muskelkater**

Psychische Wirkung

- **stärkend**
- **„Ich"-stabilisierend**
- **reinigend**
- **stressreduzierend**
- **schlafqualitätverbessernd**

Anwendung

- **Ängste**
- **Burn-out**
- **Schutz und Abgrenzung**
- **Schlafstörungen**

Atmosphärische Wirkung

- **raumluftreinigend**
- **geruchsbindend**

Anwendung

- **Raumbeduftung**

Anwendungsformen

Duftbrunnen, Duftlampen, Duftsteine, Inhalationen, Inhalierstifte, Raumsprays, Roll Ons, Saunamischungen, Stream, Vernebler

„Zirbel to go“

Inhalierstift für unterwegs z. B. in Bus, Bahn und Co.

Erkältungs-zeit

4 Tropfen Zirbelkiefer
2 Tropfen Zitrone

Die Tropfen auf die Enden des Duftträgers geben und bei Bedarf unter die Nase halten.
Gut geeignet ist auch ein einfaches Papiertaschentuch, das mit den Ölen beträufelt wird. Zum Schutz vor Keimen vor die Nase halten.

„In der kalten Jahreszeit“

Mischung für die Duftlampe

3 Tropfen Zirbelkiefer
3 Tropfen Zitrone
2 Tropfen Myrte türkisch
2 Tropfen Cajeput

Mischung der ätherischen Öle zweimal täglich mit etwas Wasser in das vorgesehene Gefäß der Duftlampe träufeln. Zur Vorbeugung von Erkältungskrankheiten und zur Atemstimulation.
Haltbarkeit: 18 Monate

„Erste Hilfe“-Inhalierstift

Bei Panik, Schock und Ängsten

Psychisch stabilisierend

3 Tropfen Zirbelkiefer
1 Tropfen Zeder
2 Tropfen Neroli 10 %

Ätherische Öle auf den Duftträger des Inhalierstifts geben. Zum Riechen öffnen. Wirkt entspannend und psychisch stabilisierend.

„Schlaf Gut“

Unterstützt einen tiefen und entspannten Schlaf

Schlaf-fördernd

3–5 Tr. Zirbelkiefer

30 Minuten vor dem Einschlafen das Zirbelkieferöl in die Vertiefung einer Zirbenkugel, einem Stück Zirbelkiefernholz oder in eine Schale mit Zirbelholzspänen geben. Duftträger dicht neben dem Bett platzieren.

„Stürmische Zeiten"
Grundmischung für die Duftlampe

Psychisch stärkend

5 Tropfen Zirbelkiefer
5 Tropfen Zeder
5 Tropfen Myrte
5 Tropfen Grapefruit
10 Tropfen Bergamotte

Ätherische Öle in ein leeres Braunglasfläschchen mit Tropfeinsatz geben, verschließen und leicht schütteln. 5–7 Tropfen der Mischung je Anwendung in die Duftlampe geben. Unterstützende, stärkende Wirkung in unruhigen Zeiten. Haltbarkeit: 18 Monate

Bei schlechten Gerüchen

„Frischer Wind"
Raumspray fürs Hotelzimmer

20 ml Wodka
30 ml destilliertes Wasser
5 Tropfen Zirbelkiefer
3 Tropfen Zeder
10 Tropfen Zitrone
5 Tropfen Lemongrass
3 Tropfen Myrte türkisch

Wodka in ein 50-ml-Braunglas-Sprühfläschchen füllen, ätherische Öle dazugeben und mit Wasser auffüllen. Gut verschließen und leicht schütteln.
Haltbarkeit: 18 Monate

„Frische Luft"
Bei schlecht riechenden Räumen, Mischung für den Vernebler

5 Tropfen Zirbelkiefer
3 Tropfen Zitrone
3 Tropfen Myrte türkisch

Gefäß des Verneblers mit destilliertem Wasser nach Angaben des Herstellers auffüllen.
Ätherische Öle dazuträufeln und den Duft genießen. Wirkt atmosphärisch klärend und reinigend; schnell und effektiv.

Die Lärche

Im Frühling kann ich mich
kaum sattsehen
am zarten Grün deiner Triebe
und meine Hände streicheln
deine weichen, sanften Nadeln –
traumverloren

Aleke Thuja

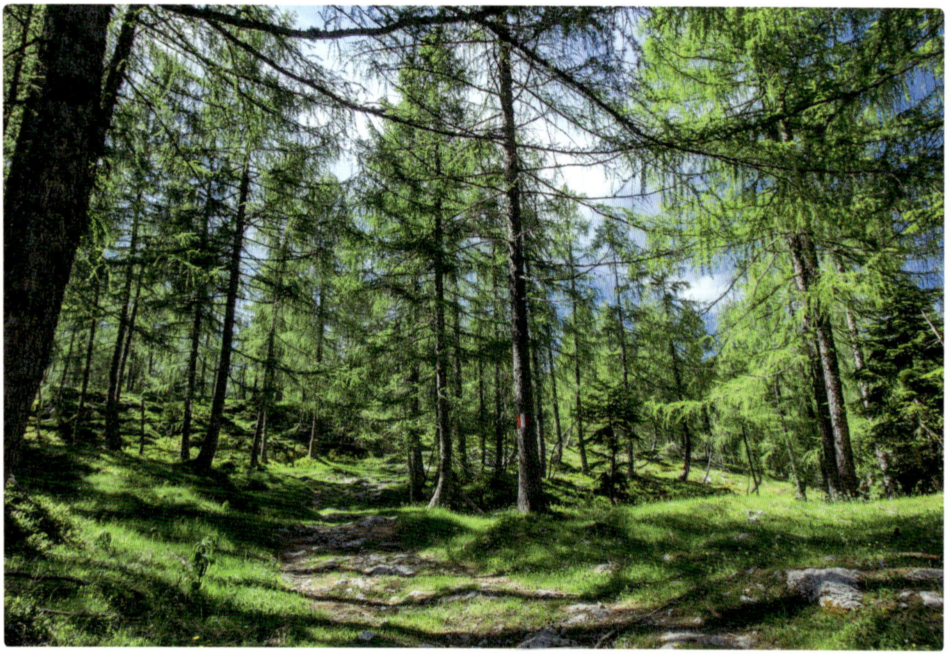

Lärche

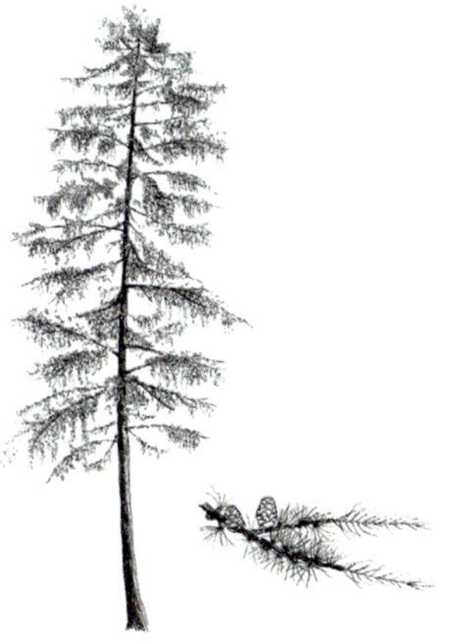

Larix europaea (L. decidua)
Familie: Pinaceae (Kieferngewächse)
Synonym: Lörbaum, Lörgatbaum

Der magische Baum der Berge

Botanik

Der Gattungsname Larix weist auf das bereits bei den Kelten bekannte Lärchenharz hin, der Artname „decidua“ heißt übersetzt „abfallend“ und beschreibt diesen besonderen Nadelbaum, der jedes Jahr im Herbst wie ein Laubbaum seine Nadeln abwirft.
Die Lärche bietet sowohl im Frühling als auch im Herbst ein gigantisches Farbspektakel. Im Frühling erfrischt sie uns mit ihrem hellen, strahlenden Grün und den roten weiblichen Blüten, im Herbst leuchtet sie in allen Nuancen von Orange bis Gelb und gibt uns viel Wärme mit in die dunkle Winterzeit.

Vorkommen

Lärchen sind ursprünglich Gebirgsbäume und wachsen bis in 2400 Metern Höhe. Erst seit dem 16. Jahrhundert werden sie auch im Flachland angepflanzt.
Die Lärche wird häufig als Eiche unter den Nadelbäumen bezeichnet, da sie das härteste, zäheste und schwerste Holz aller Nadelhölzer aufweist. Da das Holz gleichzeitig sehr viel Harz enthält, wird es bis heute im Alpenraum sehr gern für Schindeldächer verwendet. Lärchen und Zirbelkiefern treten im Gebirge oft gemeinsam auf.

Bräuche, Märchen und Mythen

Die Lärche wird seit jeher von der Bergbevölkerung sehr verehrt. Sie galt als Lieblingsbaum der saligen (weisen) Frauen und Bergfeen. Diese versammeln sich gern unter der Lärche und helfen rechtschaffenen Menschen in vielerlei Lebenssituationen.
Um die Lärche ranken sich die meisten Mythen und Legenden des gesamten Alpenraums, ganz besonders häufig treten Lärchen aber in den Sagen der Tiroler und Südti-

roler auf. Hier wurde die Lärche traditionell neben das Haus gepflanzt und sorgte für einen guten Geist ums Haus und für reichlich Kinder. In den Rauhnächten räuchert man bis heute gern Lärchenharz, um die bösen Geister zu bannen und gute Geister anzulocken. Von der Bergbevölkerung werden Lärchen gern auch „Betbäume“ genannt, da sie zur Andacht aufrufen und mit Maria in Verbindung gebracht werden. Das leitet sich wahrscheinlich noch aus der vorchristlichen Baumverehrung ab, als man die Lärche als Sitz der weiblichen Gottheiten erachtete, die den Wunsch nach einem Kind in Erfüllung gehen ließen und bei der Geburt hilfreich zur Seite standen.

Frische Lärchennadeln können wie Kräuter klein gehackt im Salat oder Kräuterquark gegessen werden.

Die Lärche zählte für die Gebirgsbevölkerung zu den Sympathiepflanzen, auf die man Krankheiten übertragen konnte. Bei einer schweren Erkrankung wurde in Tirol früher empfohlen, sich dreimal durch eine vergabelte Lärche hindurchzuzwängen, um so die Krankheit abzustreifen. Um Zahnweh abzuwenden, musste man einen gezogenen Zahn auf der Schattenseite in eine Lärche bohren.

Volksmedizin

Das Lärchenharz galt bereits im Mittelalter als sehr wirkungsvoll bei Wunden, bei Splittern, zum Schleimlösen, zur Schmerzlinderung und zum Desinfizieren. Psychisch soll es stärkend und energetisierend wirken und wird zur seelischen Unterstützung verräuchert. Gekaut sollen kleine Harzkügelchen hilfreich bei Zahnfleischbluten sein. Innerlich eingenommen wurde es bei Lungenleiden.
In Österreich und Südtirol wird Lärchenharz bis heute als Lärchenpech bezeichnet, deshalb sollte man sich nicht über Pechsalben oder Pechseifen wundern.

Nutzen

In alpenländischen Regionen wurden früher Häuser und Almhütten mit Lärchenschindeln gedeckt. Dafür musste das Lärchenholz in mühevoller Handarbeit gespalten werden. Noch heute werden Lärchenschindeln gerne für die Verkleidung von Hauswänden verwendet.
Das zähe, harte und rötliche Holz weist einen hohen Harzgehalt auf und gilt deshalb als sehr beständig gegen jede Witterung. Aus diesem Grund wurden früher auch Brunnentröge, Wasserleitungen und Bottiche aus Lärchenholz hergestellt.

Das ätherische Öl der Lärche

Die Kunst der Lärchenölgewinnung besteht vor allem im schnellen Abtransport der frisch geschnittenen Zweige, da die Lärche, so schnell wie kein anderer Nadelbaum, nach dem Schnitt beginnt, ihre Nadeln abzuwerfen. Das ätherische Öl der Lärche befindet sich jedoch vorrangig in den Nadeln, so ist es für die Destillation wichtig, dass noch möglichst viele Nadeln an den Zweigen hängen. Ob frische Zweige mit ihren anhängenden Nadeln oder nur noch entnadelte Zweige destilliert werden, spielt eine wichtige Rolle für die inhaltsstoffliche Zusammensetzung und die Duftqualität des Öls. Lärchenöl wird zum Beispiel in Österreich und Südtirol gewonnen. Für die Gewinnung werden die Zweige und Nadeln des Baums destilliert. Die Ernte findet im Oktober statt. Die Destillationsdauer beträgt sieben Stunden. Die Ausbeute bei diesem Öl ist sehr gering. Man benötigt 500 Kilo, um ein Kilo ätherisches Öl zu gewinnen.

Tipps und Erfahrungen

Die einzigartige inhaltsstoffliche Zusammensetzung aus Monoterpenen, Monoterpenolen, Sesquiterpenolen und Ester verleiht Lärchenöl seine ganz besondere und würzige Duftnote. Das Öl hat stark antiinfektiöse, schleimlösende und auswurffördernde Eigenschaften und hat sich bestens bei Bronchialerkrankungen bewährt.
Lärchenöl ist auch für seine stimmungsaufhellende und psychisch stärkende Wirkung bekannt und wird bei Stress, Burn-out und depressiver Verstimmung eingesetzt.

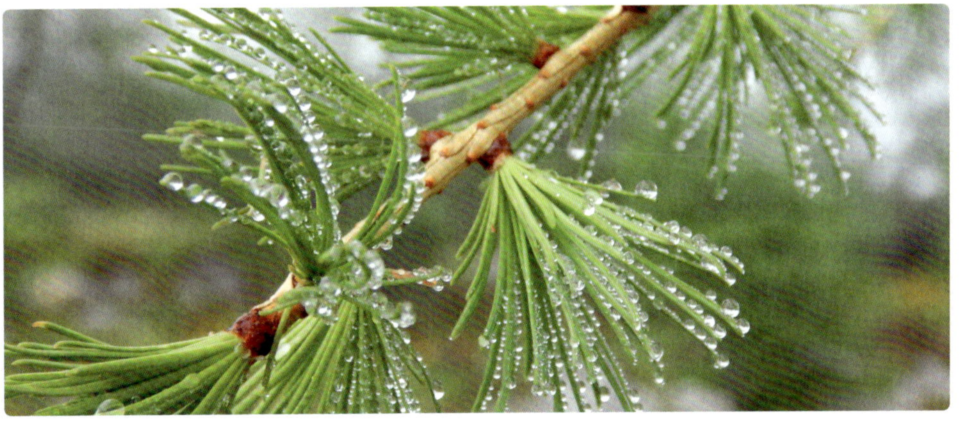

Portrait Lärchenöl

Larix decidua

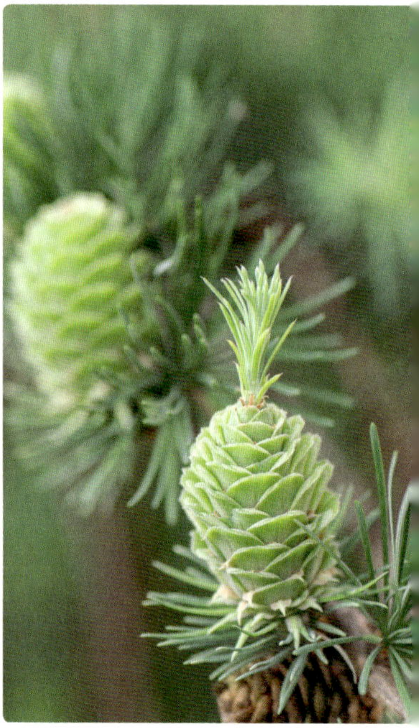

Herkunft, Gewinnung und Qualität

Herkunft: Österreich, Italien (Südtirol)
Gewinnung: Wasserdampfdestillation
Pflanzenteile: Zweige mit Nadeln
Destillationszeit: 7 Stunden
Ausbeute: 0,2 %,
500 kg Zweige ergeben ca. 1 kg ätherisches Öl
Qualität: kbA (kontrolliert biologischer Anbau)

Eigenschaften

Farbe: farblos
Duftnote: ❤ Herznote
Duft: waldig, weich, sanft
Haltbarkeit: 2 Jahre nach Öffnen der Flasche

Mischt sich gut mit

Atlaszeder, Angelikawurzel, Cajeput, Douglasfichte, Eukalyptus citriodora, „Fichtennadel", Himalayazeder, Litsea, Myrte, Neroli, Zirbelkiefer, Zitrusölen

ca. 65 % Monoterpene	**(v. a. 51 % α-Pinen, 9 % β-Pinen, 3 % Limonen, 3 % β-Phellandren)**
ca. 3,5 % Monoterpenole	**(v. a. α-Terpineol)**
ca. 3 % Sesquiterpenole	**(v. a. Cadinol)**
ca. 2 % Ester	**(v. a. Bornylacetat)[1]**

Körperliche Wirkung

- **infektionsabwehrend**
- **auswurffördernd**
- **entkrampfend**
- **antirheumatisch**

Anwendung

- **Bronchitis, Husten**
- **Lungenentzündung**
- **Rheuma**

Psychische Wirkung

- **nervenstärkend**
- **energetisierend**

Anwendung

- **Burn-out**
- **Nervosität**
- **Stress**

Atmosphärische Wirkung

- **raumluftverbessernd**

Anwendung

- **Raumbeduftung**

Anwendungsformen

Bädermischungen, Duftlampen, Duftsteine, Inhalationen, Inhalierstifte, Körper- und Massageölmischungen, Rasierwässer, Raumsprays, Saunamischungen, Stream, Vernebler

„Fit und Beweglich“

Wohltuende Körperölmischung für Jung und Alt

Rheuma

50 ml Sesamöl
5 Tr. Lärche
8 Tr. Grapefruit
4 Tr. Cajeput

Sesamöl in ein Braunglasfläschchen geben und ätherische Öle dazuträufeln.
Haltbarkeit: 1 Jahr

„Nervenschmerz“

Körperölmischung zur Linderung brennender Dauerschmerzen und Missempfindungen

Nervenschmerzen

50 ml Johanniskrautöl
10 Tr. Lärche
10 Tr. Cajeput
5 Tr. Lavendel fein

1 bis 2 mal täglich auf die schmerzenden Körperstellen auftragen.
Haltbarkeit: 1 Jahr

„Winterwald“

Grundmischung für Duftlampe und Saunaaufguss

Erkältungsschutz

30 Tr. Lärche
30 Tr. „Fichtennadel“
30 Tr. Zitrone

Ätherische Öle in ein Braunglasfläschchen mit Tropfeinsatz träufeln. Während der Erkältungszeit 7 Tropfen in Duftlampe oder Vernebler geben. Für einen Saunaaufguss 8–10 Tropfen in 10 ml Wodka geben. Ein bis zwei Teelöffel der Mischung in die Aufgusskelle geben und über die heißen Steine gießen. Den aufsteigenden Duft der Nadelbaummischung genießen, tief einatmen und entspannen.

Haltbarkeit: 18 Monate

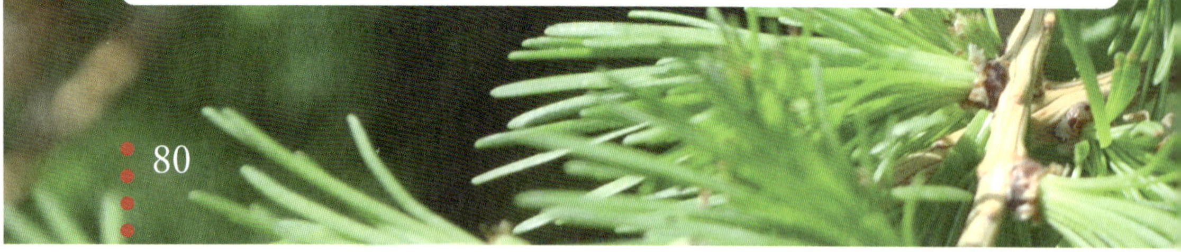

„Durchatmen"

Inhalierstift zur Beruhigung und für tiefen Atem (Stressreduktion)

Atem-stimulation

3 Tr. Lärche
3 Tr. Zirbelkiefer
6 Tr. Limette

Einen neuen Inhalierstift (am besten aus Glas) öffnen oder einen gebrauchten Stift reinigen und ein frisches Watteröllchen einsetzen. Ätherische Öle am oberen Ende auf das Watteröllchen träufeln. Bei Bedarf am Stift riechen und tief ein- und ausatmen.

Inhalation

„Lärche"

Zum Schleimlösen und Abhusten

1–2 Liter heißes Wasser in eine Schüssel geben. 2–3 Tropfen Lärchenöl dazuträufeln. Zweimal täglich inhalieren.

Bronchitis

„Im goldenen Lärchenwald"

stärkendes Körperöl für die Herbstzeit

100 ml Mandelöl
15 Tr. Lärche

Täglich den Körper damit einmassieren. Haltbarkeit: 1 Jahr

Immun-stärkend

„Gut beschützt"

Roll On für Handgelenk und Unterarm

Schutz

10 ml Jojobaöl
5 Tr. Lärche
5 Tr. Bergamotte
1 Tr. Angelikawurzel

Jojobaöl in ein Roll-On-Braunglasfläschchen geben und die ätherischen Öle hinzuträufeln. Verschließen und gut schütteln.
Nach Auftragen die Haut vor UV-Strahlung schützen. (Bergamotteöl kann fototoxisch wirken). Haltbarkeit: 18 Monate

Unter der Rinde, der neuen,
erspürt er (Apollon) noch immer des Herzens flatternden Schlag.
Da umschlingt er die Zweige wie Glieder mit seinen Armen
und küsst das Holz,
das noch jetzt vor seinen Küssen zurückbebt.

Ovid (43 v. Ch. – 17 n. Ch.)

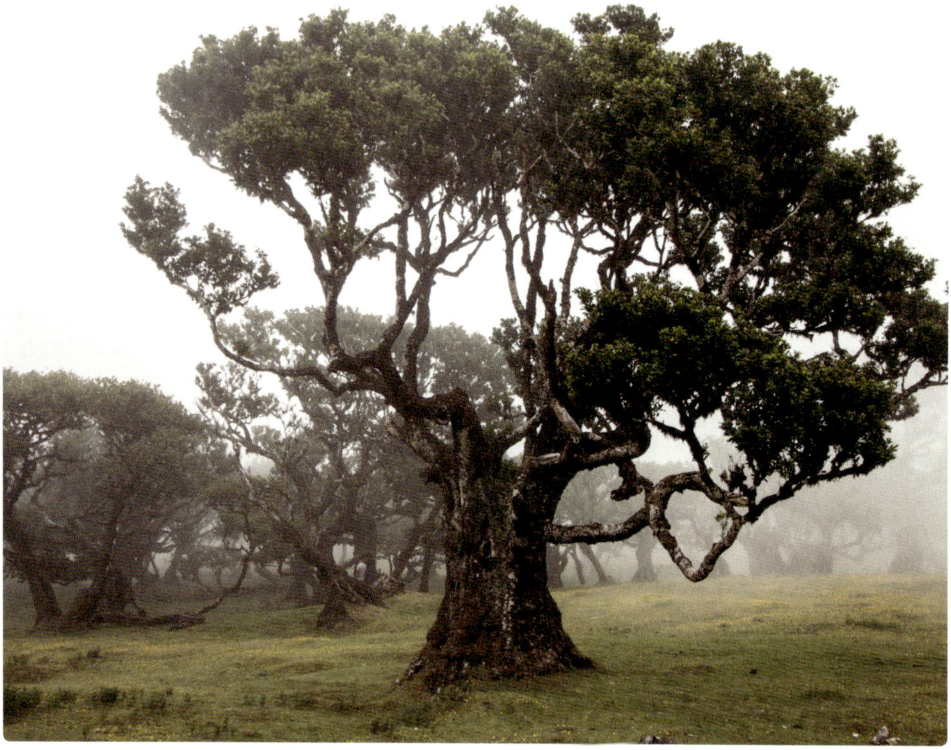

Lorbeer

Laurus nobilis
Familie: Lauraceae (Lorbeergewächse)
Synonym: Lorbeerbaum, Edler Lorbeer, Gewürzlorbeer

Der Siegreiche

Botanik

Der Lorbeer ist ein immergrüner Strauch, der zu einem Baum von bis zu 20 Metern Höhe heranwachsen kann. Seine Krone ist kugelförmig. Die kleinen hellen Blüten zeigen sich im Frühjahr büschelweise in den Blattachseln und entwickeln sich im Herbst zu schwarzen Früchten.

Vorkommen

Ursprünglich stammt der Lorbeerbaum aus Kleinasien, inzwischen ist Lorbeer im gesamten Mittelmeerraum beheimatet und hat eine wichtige Bedeutung in der Hartlaubvegetation. Heutzutage wird der Lorbeerbaum hauptsächlich in den Mittelmeerländern kultiviert. Im Kübel und als Zierpflanze verwendet ist er inzwischen auch häufig in nördlichen Regionen Europas zu finden, kann jedoch nicht im Freien überwintern.

Bräuche, Märchen und Mythen

In Ovids „Metamorphosen", einem Epos, in dem unter anderem die Verwandlung von Menschen in Bäume beschrieben wird, ist die Geschichte der schönen Nymphe Daphne zu finden. Nachdem Daphne die übermäßigen Liebesbezeugungen und Nachstellungen von Apollon nicht mehr erträgt, bittet sie ihren Vater, den Flussgott Peneios, ihr den begehrenswerten, schönen Körper zu nehmen. Daraufhin verwandelt er sie in den Lorbeerbaum. Apollon umkränzt sich anschließend siegesgewiss mit den Zweigen des Lorbeer. „Was bleibt, ist die glänzende Schönheit", heißt es bei Ovid.

Der Lorbeer symbolisiert den Sieg und wurde früher als Kranzpflanze nach errungenen Siegen unterschiedlichster Art verliehen: nach blutigen Schlachten, bei olympischen Wettkämpfen, nach bestandenen Prüfungen. Das Abitur heißt demnach in Frankreich bis heute „Baccalaureat" (abgeleitet von Laurus, der Edle). Wir wissen alle, dass man sich „seine Lorbeeren erst verdienen" muss, bevor man belohnt wird, und dass man sich nie auf seinen Lorbeeren ausruhen sollte. Der Lorbeerbaum wurde vom römischen Senat im Altertum anstelle von Menschen als Türsteher genehmigt, da man ihm stark schützende und reinigende Eigenschaften nachsagte. Das führte zu dem bis heute bekannten Brauch, Lorbeerbäumchen an Hauseingänge zu stellen.

Volksmedizin

Lorbeeröl war bereits bei Plinius dem Älteren und Hildegard von Bingen als schmerzstillendes Mittel bei Gicht und Rheuma im Einsatz. Hildegard verwendete das fette Lorbeeröl, ein gepresstes dunkelgrünes Öl aus den Blättern. Wurden früher getrocknete Lorbeerblätter verräuchert, so stellte man sich vor, dass man rein bliebe in seinem Tun und unterstützt würde in seinem Durchhaltevermögen.

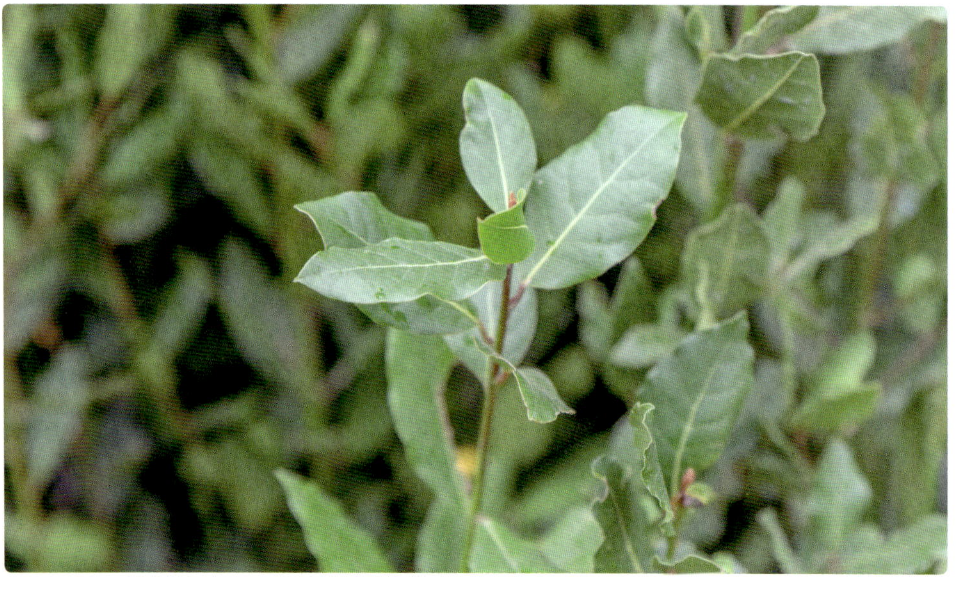

Kulinarik

Getrocknete, vermahlene Lorbeerblätter dienten früher als Ersatz für Salz. Deshalb wurde Lorbeer auch „das Salz der armen Leute“ genannt.
Heute ist es wieder ein interessanter gedanklicher Ansatz, durch schmackhafte Gewürze oder ätherische Aromaöle die Verwendung von Salz mengenmäßig zu begrenzen.
Die getrockneten, stark würzigen und aromatischen Lorbeerblätter werden gerne als verdauungsförderndes Gewürz in Suppen, Eintöpfen, Kohlgerichten und für eingemachte Rüben und Gurken verwendet.
Mit dem Lorbeer-Aromaöl können Gerichte am Ende der Kochzeit teelöffelweise gewürzt und verfeinert werden.

Lorbeer-Aromaöl

100 ml Olivenöl
5 Tropfen Lorbeer
5 Tropfen Orange
3 Tropfen Zitrone

Das ätherische Lorbeeröl

Das ätherische Öl des Lorbeerbaums wird im Herbst, wenn die Früchte reif sind, aus getrockneten Blättern gewonnen. Die Destillationszeit beträgt zwei bis drei Stunden.

Tipps und Erfahrungen

Lorbeeröl zeichnet sich durch eine besondere Kombination von fünf verschiedenen Inhaltsstoffgruppen aus (Oxid, Monoterpene, Monoterpenole, Ester und Ether). Dadurch wirkt es außergewöhnlich sowohl im körperlichen als auch im psychischen Bereich. Es gilt als eines der besten Öle bei geschwollenen Lymphknoten und wird aromatherapeutisch als stark regulierendes Öl für die Lymphtätigkeit eingestuft.
Gut bewährt hat sich Lorbeeröl auch bei Bronchial - und Lungeninfektionen. Zudem wirkt es schmerzlindernd bei Rheuma, Arthrose und steifem Nacken.
Lorbeeröl duftet edel, frisch und klar. Es ist ein wertvoller Begleiter in Lebenssituationen, die besondere Kraft von uns verlangen. Das Öl gilt als extrem willensstärkend und hilft zum Beispiel während einer Fastenkur, bei der Raucherentwöhnung oder während der Prüfungsvorbereitung, „bei der Sache zu bleiben“. Das Öl hat schon manchem Jugendlichen in der Pubertät geholfen, seinen eigenen Weg zu gehen.
Deshalb wird es auch gern als ein Öl bezeichnet, das hilft, den „inneren Schweinehund“ zu überwinden.

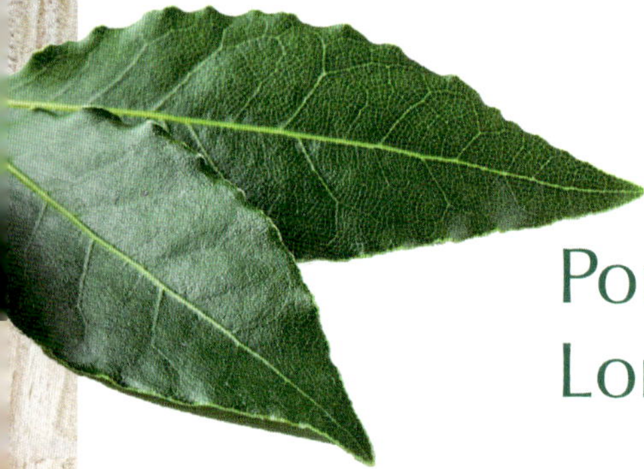

Portrait Lorbeeröl

Laurus nobilis

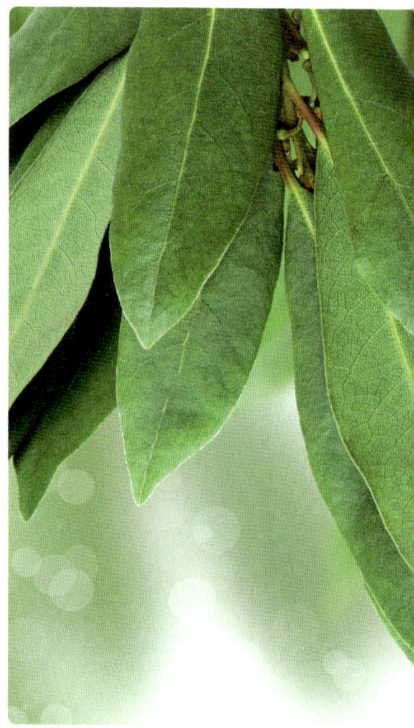

Herkunft, Gewinnung und Qualität

Herkunft: Bosnien, Frankreich, Marokko
Gewinnung: Wasserdampfdestillation
Pflanzenteile: trockene Blätter
Destillationszeit: 2–3 Stunden
Ausbeute: 1–3 %,
30 kg–100 kg Zweige ergeben 1 kg ätherisches Öl
Qualität: kbA (kontrolliert biologischer Anbau)

Eigenschaften

Farbe: farblos
Duftnote: ▲ Kopfnote
Duft: würzig, frisch, hell, klar, maskulin
Haltbarkeit: 4 Jahre nach Öffnen der Flasche

Mischt sich gut mit

Ingwer, Lavendel, Latschenkiefer, Lemongrass, Litsea, Majoran, Myrte, Oregano, Rosmarin, Thymian, Wacholder, Vetiver, Zeder, Zitronenverbene, Zitrusölen, Zypresse

ca. 44 % Oxid	**(v. a. 1,8-Cineol)**
ca. 22 % Monoterpene	**(v. a. α-Pinen, β-Pinen, Sabinene)**
ca. 11 % Monoterpenester	**(v. a. Terpenylacetat)**
ca. 6 % Monoterpenole	**(v. a. Linalool)**
ca. 6 % Phenylether	**(v. a. Eugenol, Methyleugenol)[1]**

Körperliche Wirkung

- schmerzstillend, entzündungshemmend
- entstauend
- antibakteriell
- stark schleimlösend
- immunstimulierend
- hautstraffend

Anwendung

- Rheuma (Schmerzen)
- Akne
- Hautentzündungen
- Lymphknoten (verhärtet)
- grippale Infektionen

Psychische Wirkung

- konzentrationsfördernd
- willensstärkend
- positiv stimmend

Anwendung

- Leistungsdruck
- seelische Krise
- Fastenzeit
- Wochenbett (Babyblues)
- Pubertät
- Meditation

Anwendungsformen

Aromaküche, Duftbrunnen, Duftlampen, Duftsteine, Gesichtsdampfbäder, Inhalationen, Inhalierstifte, Körper- und Massageölmischungen, Raumsprays, Roll Ons, Stream,Vernebler, Wickel

Lorbeer-Nackenwickel

Steifer Nacken

Schnelle Hilfe bei schmerzendem, steifem Nacken

10 ml Sesamöl
4 Tr. Lorbeer

Die Ölmischung auf ein erwärmtes Tuch geben und um den Hals legen. Die Wärme im Nacken genießen und 30 Minuten ruhen. Nach Bedarf wiederholen.

Lorbeereinreibung

Rheuma

50 ml Mandelöl
3 Tr. Lorbeer
3 Tr. Latschenkiefer
4 Tr. Zitrone

Mandelöl in ein Braunglasfläschchen geben und die ätherischen Öle hinzuträufeln. Verschließen und leicht schütteln. Zweimal täglich schmerzende Gelenke und Fußsohlen einreiben.
Haltbarkeit: 1 Jahr

Lymphfluss-Massageöl

Lymphdrainage

50 ml Sesamöl
2 Tr. Lorbeer
3 Tr. Wacholder
2 Tr. Zypresse
6 Tr. Grapefruit
3 Tr. Zitrone

Sesamöl in ein Braunglasfläschchen geben und die ätherischen Öle dazuträufeln. Gut verschließen und leicht schütteln.
2 mal täglich mit Streichbewegungen in Richtung Herz die Haut massieren.

Haltbarkeit: 1 Jahr

Lymphknoten

Tipp

Bei geschwollenen und verhärteten Lymphknoten kann einfach ein Tropfen Lorbeeröl in etwas fettes Öl gemischt und auf die Knoten aufgetragen werden. Die Lymphknoten werden dadurch weicher.

Lorbeer-Gesichtsdampfbad

Wohltuend, klärend und desinfizierend, bei Pickelschüben und Akne

Pubertät

1 Liter heißes Wasser
2 Tr. Lorbeer

Heißes Wasser in eine Schüssel geben und Lorbeer dazuträufeln. Mit einem Handtuch über dem Kopf das Gesicht bedampfen, solange es angenehm ist.

„Sweet Sixteen"

Duftmischung für die Badewanne

2 EL Sahne
3 Tr. Lorbeer
3 Tr. Myrte türkisch
3 Tr. Zitronenverbene

Die Sahne in ein kleines Gefäß geben und die ätherischen Öle dazuträufeln. Für Teenager zur Unterstützung in etwas „haltloseren" Zeiten.

„Willensstark"

Mischung für Duftstein, Duftlampe oder Inhalierstift

Fastenzeit

3 Tr. Lorbeer
3 Tr. Litsea

Lorbeer-Zitronen-Honig „Erkältungszeit"

Erkältungszeit

50 g Raps- oder Akazienhonig
5 Tr. Lorbeer
5 Tr. Zitrone

Den aromatisierten Honig löffelweise in heißen Tee oder heißes Zitronenwasser geben oder langsam im Mund zergehen lassen (stark).

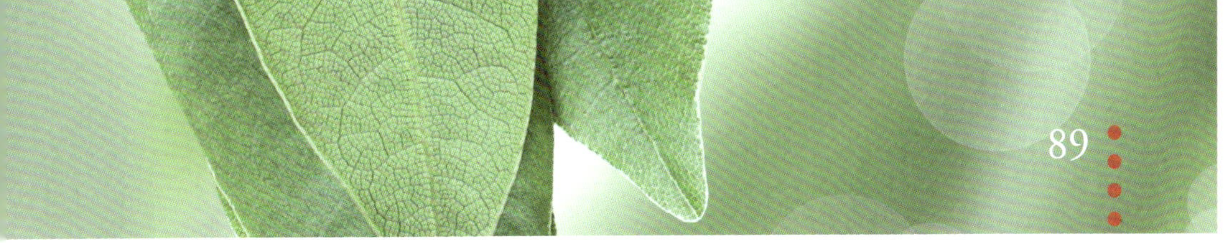

Tannen

Zwei Tannenwurzeln groß und alt
unterhalten sich im Wald.
Was oben in den Wipfeln rauscht,
das wird hier unten ausgetauscht.
Ein altes Eichhorn sitzt dabei
und strickt wohl Strümpfe für die zwei.
Die eine sagt. Knig.
Die andre sagt. Knag.
Das ist genug für einen Tag.

Christian Morgenstern (1871–1914)

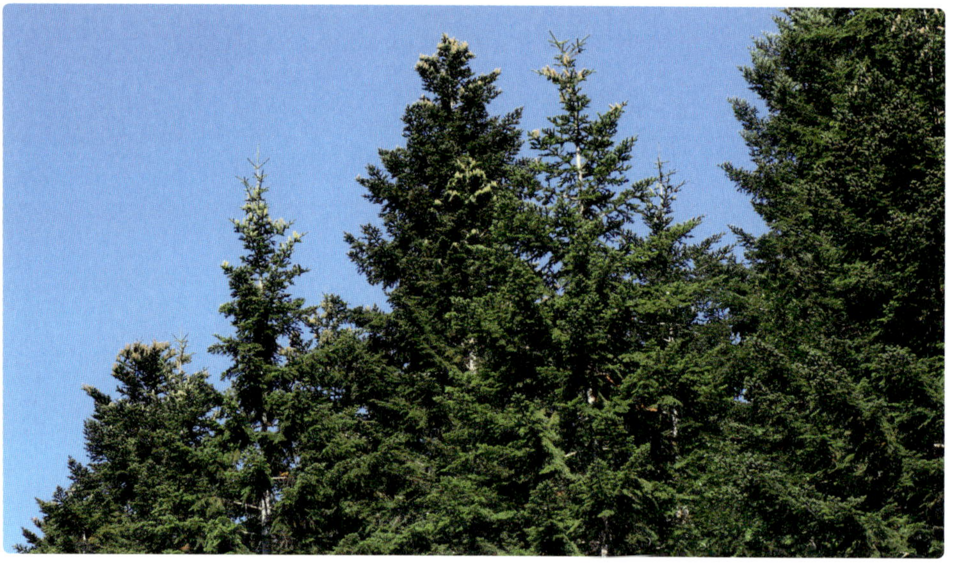

Riesentanne

Abies grandis
Familie: Pinaceae (Kieferngewächse)
Synonym: Küstentanne, Vancouvertanne

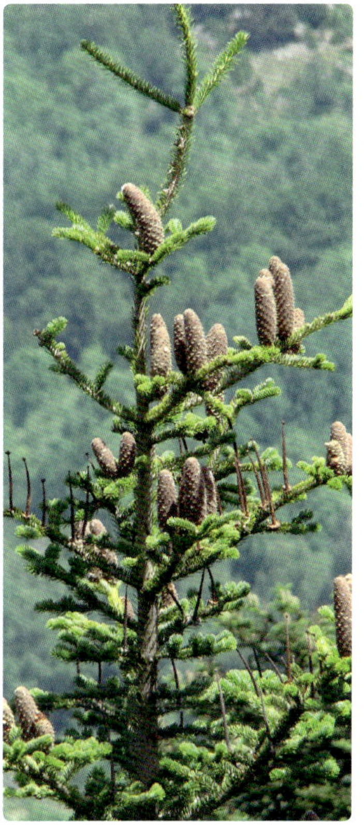

Der Gigant aus den Rocky Mountains

Botanik

Der deutsche Name Riesentanne kommt nicht zufällig daher. Der Baum kann 80 Meter hoch werden. Die Baumkrone bleibt im Gegensatz zur Weißtanne spitz und kegelförmig – die abgeflachte, runde Storchennestkrone, wie sie bei alten Weißtannen auftritt, ist sehr selten. Riesentannen können bis zu 300 Jahre alt werden.

Vorkommen

Auch die Riesentanne ist eine „Zugereiste". Der Botaniker und Pflanzenjäger David Douglas (1799–1834) brachte 1827 verschiedene Samen und Pflanzen von Nordamerika nach Europa. Neben der Douglasfichte war auch die Riesentanne in seinem Gepäck. „Pflanzenjäger" nannte man damals Botaniker und Pflanzensammler, die in der Welt unterwegs waren, um unbekannte Pflanzen und Bäume ausfindig zu machen und sie nach Hause zu bringen. In Europa war es damals große Mode, fremdländische Pflanzen zu züchten und auszustellen. Die Riesentanne ist im westlichen Nordamerika entlang der Pazifikküste von Vancouver Island bis Nordwestkalifornien heimisch. Sie wächst bis auf 1600 Metern Höhe, bevorzugt entlang von Flüssen und sehr gern zusammen mit Douglasien und einer westamerikanischen Lärche.

Nutzen

In Mitteleuropa gehört die Riesentanne heute zu einer der wichtigsten fremdländischen Holzarten, da sie schnellwüchsig und weniger anspruchsvoll ist als die Weißtanne. Ihre tief wachsende Pfahlwurzel gibt ihr die nötige Stabilität auch bei starken Stürmen. Zudem ist die Riesentanne unempfindlich bei Wassermangel und klimatischen Extremen.

Das ätherische Öl der Riesentanne

Die Riesentanne ist unter anderem im Zentralmassiv in Frankreich zu finden, wo sie auch destilliert wird. Es handelt sich um ein besonderes ätherisches Öl, das eher selten im Handel angeboten wird. Riesentanne zählt zu den besonders stark antiseptisch wirkenden Ölen. Das Öl eignet sich hervorragend zur Raumbeduftung, da neben dem angenehmen Duft die Anzahl der Keime in der Luft reduziert wird. Riesentannenöl hat eine angenehm frische, zitrusartige Duftnote. Es ermöglicht uns, leichter und tiefer zu atmen, wodurch sich der Brustraum öffnet.

Tipps und Erfahrungen

Das Öl der Riesentanne wirkt aufgrund der Monoterpene in Verbindung mit einem Esteranteil psychisch aufrichtend und stärkend. Es gilt als äußerst hilfreich bei schwachem Selbstwertgefühl, wirkt nervenstärkend und gleichzeitig entspannend. Zudem unterstützt es die Konzentrationsfähigkeit und ist zusammen mit Partnerölen, wie zum Beispiel Orange und Benzoe Siam, ein guter Begleitduft beim Lernen. Der hohe Esteranteil wirkt entspannend und entkrampfend auf stressbedingte flache Atmung. Mit fünf Tropfen Riesentanne auf einem Taschentuch oder im Inhalierstift ist einem schnell geholfen. Hier ein schönes Beispiel für die Wirkung der Riesentanne:

„Einmal kam eine Mutter mit ihrem kleinen Sohn zu mir in die Praxis. Der Sohn litt offensichtlich unter mangelndem Selbstwertgefühl. Ich bot dem schüchternen Jungen fünf unterschiedliche Düfte zum Schnuppern an, ohne dass ich ihm verriet, um welchen Duft es sich handelte. Schnell fand er einen Duft heraus, der ihm besonders guttat. Er meinte, er fühle sich jetzt `riesengroß´. Es war der Duft der Riesentanne."
Ruth v. Braunschweig, Heilpraktikerin, Dozentin und Diplombiologin

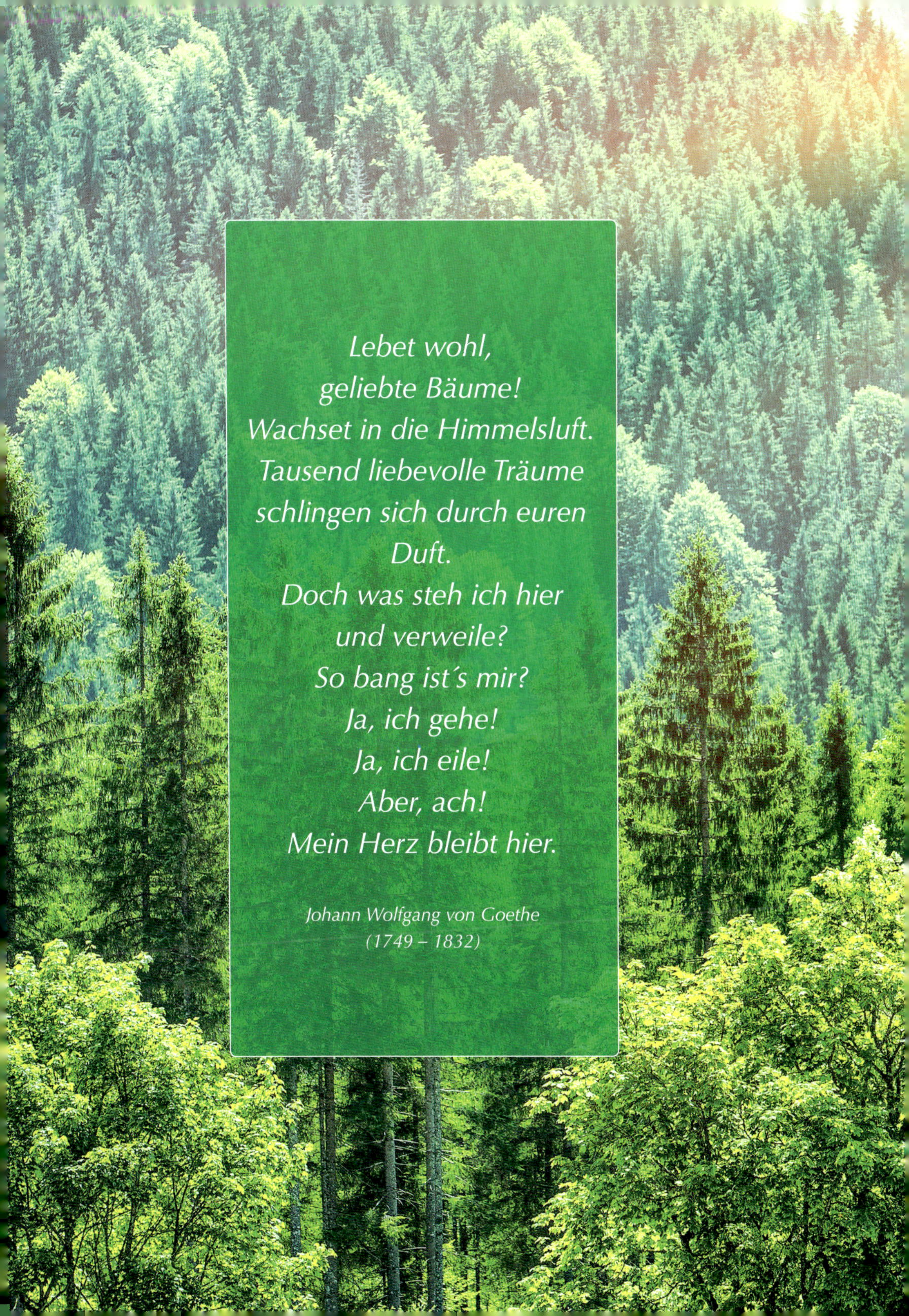

Lebet wohl,
geliebte Bäume!
Wachset in die Himmelsluft.
Tausend liebevolle Träume
schlingen sich durch euren
Duft.
Doch was steh ich hier
und verweile?
So bang ist´s mir?
Ja, ich gehe!
Ja, ich eile!
Aber, ach!
Mein Herz bleibt hier.

Johann Wolfgang von Goethe
(1749 – 1832)

Portrait Riesentannenöl

Abies grandis

Herkunft, Gewinnung und Qualität

Herkunft: Frankreich
Gewinnung: Wasserdampfdestillation
Pflanzenteile: Zweige mit Nadeln
Destillationszeit: 7 Stunden
Ausbeute: 0,6–0,2 %,
150–500 kg Zweige ergeben ca. 1 kg ätherisches Öl
Qualität: kbA (kontrolliert biologischer Anbau)

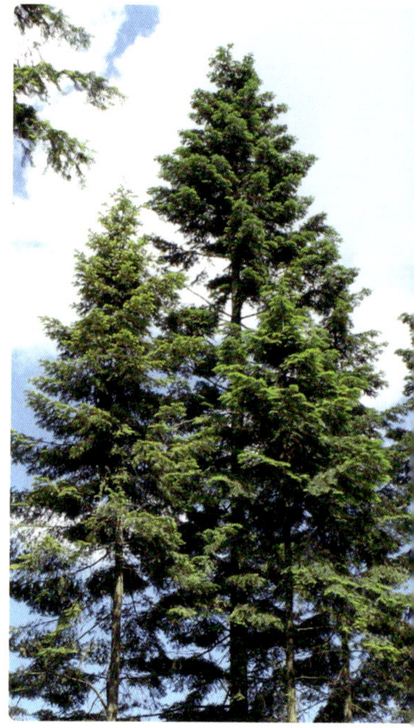

Eigenschaften

Farbe: farblos
Duftnote: ▲/❤ Kopfnote/Herznote
Duft: frisch-spritzig, weich, waldig, würzig
Haltbarkeit: 2 Jahre nach Öffnen der Flasche

Mischt sich gut mit

Basilikum, Benzoe Siam, Ho-Blätter, Lavendel, Linaloeholz, Nelke, Palmarosa, Pfefferminze, Vetiver, Ylang Ylang, Weißtanne, Zeder, Zimtrinde, Zitrusölen, Zypresse

ca. 67 % Monoterpene	**(v. a. 14 % Camphen, 11 % β-Phellandren, 8 % α-Pinen, 4 % Limonen)**
ca. 16 % Ester	**(v. a. Bornylacetat)**
ca. 7 % Sesquiterpene	**(v. a. δ-Cadinen)**
ca. 2 %Monoterpenole	**(v. a. α-Terpineol)[1]**

Körperliche Wirkung

- stark antiseptisch
- krampflösend
- entspannend
- atmungsvertiefend

Anwendung

- Bronchitis
- Asthma
- Atemnot
- Muskelverkrampfung

Psychische Wirkung

- selbstbewusstseinstärkend
- energetisierend
- aufmunternd
- entspannend, ausgleichend

Anwendung

- Gereiztheit
- Konzentrationsschwäche
- psychische Belastung
- Stress

Atmosphärische Wirkung

- raumluftdesinfizierend

Anwendung

- Raumbeduftung

Anwendungsformen

Badezusätze, Duftbrunnen, Duftlampen, Duftsteine, Gesichtsdampfbäder, Inhalationen, Inhalierstifte, Körper- und Massageölmischungen, Rasierwässer, Raumsprays, Roll Ons, Saunamischungen Stream, Vernebler

Tief atmen

„Leichter Atmen" mit dem Vernebler

Zur Verbesserung der Raumluft

4 Tr. Riesentanne
2 Tr. Cajeput
3 Tr. Zitrone

Destilliertes Wasser in das Gefäß des Verneblers geben.
Ätherische Öle dazuträufeln und den aufsteigenden Duft tief einatmen und genießen.

„Leichter Atmen"

Brustöl zur Stimmulation der Atemwege

30 ml Mandelöl
4 Tr. Riesentanne
2 Tr. Cajeput
3 Tr. Zitrone

Ätherische Öle in das Mandelöl träufeln, gut schütteln.
Brust und Rücken sowie die Fußsohlen im Ballenbereich mit der Mischung einreiben.

Haltbarkeit: 1 Jahr

Muskeln

„Muskelentspannung"

100 ml Mandelöl
8 Tr. Riesentanne
8 Tr. Cajeput
8 Tr. Rosmarin Kampfer
8 Tr. Orange

Mandelöl in ein Braunglasfläschchen geben und ätherische Öle dazuträufeln. Fläschchen verschließen und leicht schütteln.

Haltbarkeit: 1 Jahr

Stärkend

Massageöl für die Fußsohlen

Für anspruchsvolle, fordernde Lebensphasen

100 ml Mandelöl
15 Tr. Riesentanne
20 Tr. Limette
3 Tr. Wacholder
5 Tr. Himalayazeder

Mischung täglich auf die Fußsohlen auftragen und einmassieren.

Haltbarkeit: 1 Jahr

Leichter lernen

„Fit for Learning“

2 Tr. Riesentanne
2 Tr. Weisstanne
2 Tr. Douglasfichte
2 Tr. Bergamotte

Duftmischung zur Unterstützung der Konzentrationsfähigkeit am Arbeitsplatz, in der Schule oder in der Uni.

Für Inhalierstift, Duftstein und Duftlampe.

„Energieschub“

Neue Energie bei Müdigkeit am Nachmittag

3 Tropfen Riesentanne
1 Tropfen Pfefferminze
3 Tropfen Limette

Duftmischung in die Duftlampe auf dem Schreibtisch, auf den Inhalierstift für die Handtasche oder ganz einfach auf ein Taschentuch geben und bei sich in der Nähe platzieren.

Mut und Kraft

„Riesengroß“

Körper- und Massageöl

50 ml Jojobaöl
10 Tr. Riesentanne
3 Tr. Benzoe Siam
2 Tr. Zypresse

Jojobaöl in ein Braunglasfläschchen geben und ätherische Öle dazuträufeln. Fläschchen verschließen und leicht schütteln.

Haltbarkeit: 18 Monate

„Zentriert und gestärkt“

Körper- und Massageöl

50 ml Jojobaöl
10 Tr. Riesentanne
5 Tr. Ho-Blätter
3 Tr. Zeder

Nach nach dem Bad in die noch feuchte Haut einmassieren. Bei Verwendung als Massageöl, v. a. Rücken, Arme und Beine behandeln. Haltbarkeit: 18 Monate

Sibirische Tanne

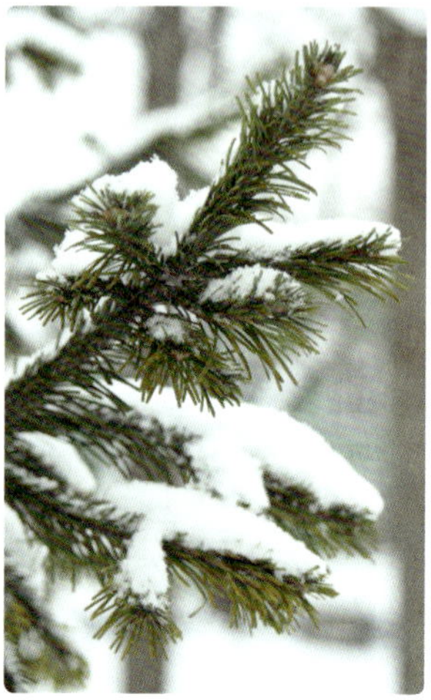

Abies sibirica
Familie: Pinaceae (Kieferngewächse)
Synonym: „sibirische Fichte"

Die Kältespezialistin

Botanik

Die sibirische Tanne ist ein Nadelbaum mittlerer Größe. Sie hat einen geraden Stamm, wird bis zu 40 Meter hoch und bildet eine gut aufgebaute Krone. So wie bei allen anderen Tannenarten stehen die Zapfen kerzenförmig aufrecht auf den Zweigen. Ihr Stamm kann einen Durchmesser von einem Meter erreichen.

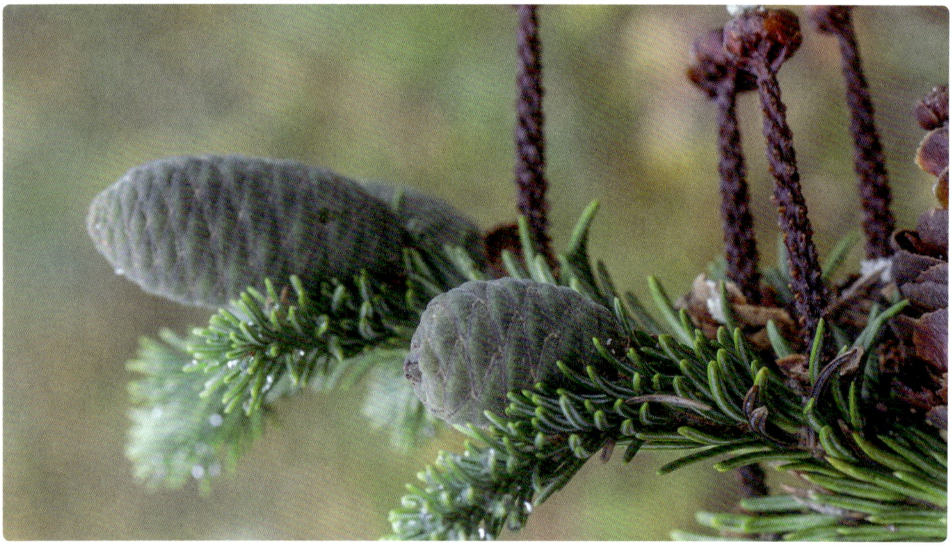

Vorkommen

Die sibirische Tanne ist in den gebirgigen Regionen Russlands beheimatet und auf bis zu 2500 Metern Höhe zu finden. Sie gehört zu den robustesten und frosthärtesten Nadelgehölzen. Selbst frostigen Temperaturen von bis zu –50 Grad hält sie stand.

Nutzen

Abies sibirica gehört zu den sehr schnell wachsenden Nadelbäumen. In Russland gilt sie als eines der wichtigsten Forstgehölze. Das Holz wird als Bau- und Konstruktionsholz verwendet.

Das ätherische Öl der Sibrischen Tanne

Die sibirische Tanne ist ein wichtiger Lieferant für ein vielseitig einsetzbares ätherisches Öl. Wie schon im Baumportrait der Fichte erwähnt, wird das ätherische Öl der sibirischen Tanne häufig irritierenderweise als „Fichtennadelöl" bezeichnet (siehe Seite 40). Aus diesem Grund finden Sie den Namen des Öls in diesem Buch immer in Anführungszeichen geschrieben.
Das wohlriechende Öl wird überwiegend in Russland destilliert. Die Ölzellen befinden sich in allen Pflanzenteilen, wobei nur die Zweige der Sibirischen Tanne destilliert werden.
Durch seine Hautfreundlichkeit eignet sich „Fichtennadelöl" für Bäder, Inhalationen und Einreibungen. In der Kranken- und Altenpflege hat sich das Öl in der atemstimulierenden Brust- und Rückeneinreibung sehr bewährt.
Wohltuend wirkt der Duft auch auf unsere Psyche. Die Wirkkombination von Monoterpenen mit einem hohen Esteranteil hat einen belebenden und gleichzeitig entspannenden Effekt.
Aufgrund der raumluftverbessernden Wirkung ist das Öl sehr zu empfehlen – zum Beispiel in Fitnesszentren, Saunabetrieben, Spas, Altenheimen und Kliniken. Hier hat es sich als Einzelöl oder in Kombination zum Beispiel mit Bergamotteöl sehr bewährt.
Auch im Zusammenhang mit Atemnot (Dyspnoe) und Ängsten von Tumorpatienten kann der Einsatz des Öls sehr sinnvoll sein. Durch den angenehmen, beruhigenden und angstlösenden Duft können sich die Patienten besser entspannen und leichter atmen.

Das ätherische Öl der Sibirischen Tanne ist unter den Nadelbaumölen das ätherische Öl mit der höchsten Menge an Monoterpenester. Dadurch ist es sehr hautfreundlich.

Portrait
Sibirisches Tannenöl („Fichtennadelöl")

Abies sibirica

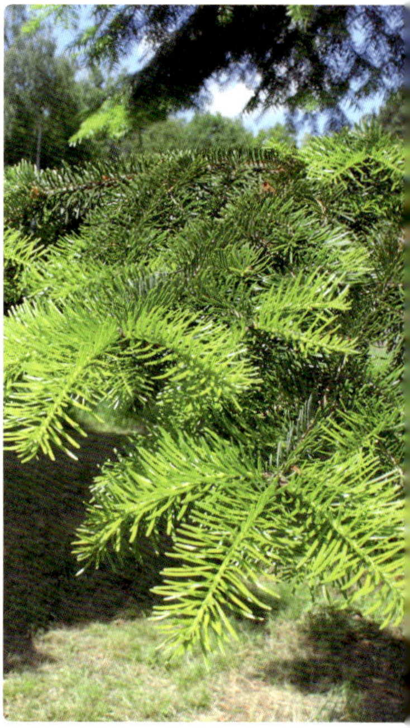

Herkunft, Gewinnung und Qualität

Herkunft: Russland
Gewinnung: Wasserdampfdestillation
Pflanzenteile: Zweige mit Nadeln
Destillationszeit: 8 Stunden
Ausbeute: 0,4 %,
250 kg Zweige ergeben ca. 1 kg ätherisches Öl
Qualität: Wildwuchs

Eigenschaften

Farbe: farblos
Duftnote: ❤ Herznote
Duft: waldig-süß, frischer typischer Waldduft
Haltbarkeit: 18 Monate nach Öffnen der Flasche

Mischt sich gut mit

Benzoe Siam, Douglasfichte, Fenchel, Ho-Blätter, Immortelle, Kamille römisch, Kardamom, Latschenkiefer, Lavendel, Linaloeholz, Lorbeer, Mukatellersalbei, Myrte, Palmarosa, Rosengeranie, Rose, Rosenholz, Rosmarin, Tonkaextrakt, Vetiver, Wacholder, Weißtanne, Zeder, Zirbelkiefer, Zitrusölen

Ätherisches Öl der Sibirischen Tanne

sehr hautverträgliches Öl

ca. 62 % Monoterpene	**(v. a. 20 % Camphen, 17 % α-Pinen, 14 % δ-3-Careen, 5,5 % Limonen)**
ca. 26,5 % Ester	**(v. a. 28 % Bornylacetat)**
ca. 1,5 % Sesquiterpene	**(v. a. β-Caryophyllen)[1]**

Körperliche Wirkung

- entzündungshemmend
- schleimlösend
- auswurffördernd
- stark krampflösend
- hautverträglich

Anwendung

- Atemstimulation
- Erkältung, Husten,
- Bronchitis, Asthma
- Muskelverkrampfungen
- Bauchkrämpfe

Psychische Wirkung

- angstlösend, entspannend
- ausgleichend auf den Herzrhythmus
- energetisierend

Anwendung

- Hypersensibilität
- Stress (Atmung)
- psychische Dysbalance

Atmosphärische Wirkung

- raumluftverbessernd

Anwendung

- Raumluftreinigung

Anwendungsformen

Badezusätze, Duftbrunnen, Duftlampen, Duftsteine, Inhalationen, Inhalierstifte, Körper- und Massageölmischungen, Raumsprays, Roll Ons, Saunamischungen Stream, Vernebler

„Tannenduft“

Erkältungszeit

Frei atmen in der Erkältungszeit, Mischung für den Vernebler, Brunnen …

5 Tr. „Fichtennadel“
3 Tr. Douglasfichte
4 Tr. Grapefruit

Die empfohlene Menge destilliertes Wasser in den Vernebler geben und die ätherischen Öle dazuträufeln. Für häufigeres Anwenden kann mit der fünffachen Menge eine Grundmischung hergestellt werden.

„Rotznase“

Kinder-Erkältungsöl

20 ml Aloe-vera-Öl
2 Tr. „Fichtennadel“
2 Tr. Cajeput
1 Tr. Mandarine rot

Das Erkältungsöl auf den Nasenflügelchen und unter der Nase sanft verteilen. Löst den Schleim und lässt die Kleinen schnell wieder durchatmen. Ab 2 Jahren. Haltbarkeit: 6 Monate

Erkältung Kinder

Bauchmassageöl

Bauchkrämpfe

20 ml Mandelöl
2 Tr. „Fichtennadel“
1 Tr. Fenchel

Ätherische Öle in das Mandelöl träufeln und die Mischung leicht schütteln. Um den Duft noch etwas zu verfeinern, kann ein Tropfen Lavendel, Benzoe Siam oder Rose 100 % hinzugegeben werden. So wirkt das Massageöl nicht nur entkrampfend auf die Bauchmuskulatur, sondern unterstützt auch die mentale Entspannung. Haltbarkeit: 6 Monate

„Waldesruh“

Leichter Einschlafen mit Waldduft, Grundmischung

50 Tr. „Fichtennadel“
50 Tr. Bergamotte

4–8 Tropfen der Mischung für den Duftstein auf dem Nachttisch verwenden.

Haltbarkeit: 1 Jahr

Franzbranntwein „Atmung aktiv“

Atem-stimulation

100 ml Wodka
150 ml Orangenblütenwasser
30 Tr. „Fichtennadel“
20 Tr. Latschenkiefer
20 Tr. Zirbelkiefer
10 Tr. Atlaszeder
10 Tr. Rosmarin Ct. Verbenon

Ätherische Öle in eine Braunglasflasche (250 ml) geben. Mit dem Alkohol und Orangenblütenwasser auffüllen. Das Orangenblütenwasser kann durch destilliertes Wasser ersetzt werden. Haltbarkeit: 1 Jahr

„Fit und Beweglich“

Körperöl zur Muskel- und Gelenkentspannung

50 ml Mandelöl
5 Tr. „Fichtennadel“
4 Tr. Wacholderbeere
4 Tr. Myrte
8 Tr. Bergamotte

Ätherische Öle in das Mandelöl geben.
Leicht schütteln.
Nach Sport und bei Gelenksteifheit.

Haltbarkeit: 1 Jahr

Muskeln und Gelenke

„Waldfrisch“

Saunamischung im Eiswürfel

Entspannung, Erholung

100 ml Orangenblütenwasser
20 Tr. „Fichtennadel“
10 Tr. Douglasfichte
10 Tr. Grapefruit

Eiswürfelbehälter bereitstellen.
Ätherische Öle in das Orangenblütenwasser geben, schütteln.
Mit der Mischung den Eiswürfelbehälter bis zur Hälfte auffüllen, die andere Hälfte mit Wasser ergänzen. 3–6 Eiswürfel je Saunagang auf die heißen Steine legen.
Haltbarkeit: 2 Monate

Detox

„Leber-Vital"

Feucht-warmer Leberwickel zur Entspannung

2 EL Sesamöl
2–3 Sprühstöße Immortellenwasser (alternativ Wasser)
5 Tr. „Fichtennadel"
3 Tr. Immortelle
2 Tr. Lavendel fein

Ätherische Öle auf den Esslöffel mit Sesamöl träufeln. Ein Leinentuch mit Immortellenwasser leicht befeuchten und die Ölmischung darauf verteilen. Das ölgetränkte Tuch im Bereich der Leber auf den Bauch legen. Mit einem Handtuch bedecken und den Wickel durch eine Wärmflasche erhitzen. Im Liegen anwenden und sich genügend Zeit zum Ruhen gönnen. Unterstützend während der Fastenzeit.

„Waldmassage"

Körperöl für Brust und Rücken

Erinnerung an einen Waldspaziergang – zur Entspannung

Pflege, Entspannung

100 ml Mandelöl
15 Tr. „Fichtennadel"
10 Tr. Bergamotte
5 Tr. Mandarine rot
5 Tr. Jasmin 4 %
5 Tr. Tonkaextrakt

Mandelöl in ein Braunglasfläschchen geben und die ätherischen Öle dazuträufeln. Brust und Rücken sanft massieren. Haltbarkeit: 1 Jahr

Erkältung

„Erkältung"

Inhalierstift

5 Tr. „Fichtennadel"
2 Tr. Lorbeer

Einen neuen Duftträger eines gereinigten Glas-Inhalierstifts mit der Mischung beträufeln. Nach Bedarf daran riechen und tief einatmen.

„Atem aktiv“

Inhalierstift

4 Tr. „Fichtennadel“
2 Tr. Cajeput
2 Tr. Zitrone

Ätherische Öle auf den Duftträger des Inhalierstifts träufeln. Nach Bedarf daran riechen und tief einatmen.

„Fußwohl-Öl“

Wärmend, entkrampfend, durchblutungsfördernd

Kalte Füße

20 ml Sesamöl
4 Tr. „Fichtennadel“
4 Tr. Kardamom

Sesamöl in ein Fläschchen geben und die ätherischen Öle dazuträufeln.
Morgens und abends oder nach Bedarf die Füße mit der Mischung einreiben.
Haltbarkeit: 6 Monate

„In Balance“

Grundmischung für die Raumbeduftung, 5 ml

Für Klassenzimmer, Fitnessstudios, Büros, Krankenzimmer, u.v.m.

50 Tr. „Fichtennadel“
50 Tr. Bergamotte

Je nach Raumgröße 7–10 Tropfen für den Stream.

Haltbarkeit: 6 Monate

Raumbeduftung

Bronchialöl

Für die ganze Familie

Bronchitis

50 ml Johanniskrautöl
6 Tr. „Fichtennadel“
3 Tr. Zirbelkiefer
6 Tr. Mandarine rot

Johanniskrautöl in ein Fläschchen füllen und die ätherischen Öle dazuträufeln.
Zweimal täglich auf Brust und Rücken auftragen.

Haltbarkeit: 1 Jahr

Weißtanne

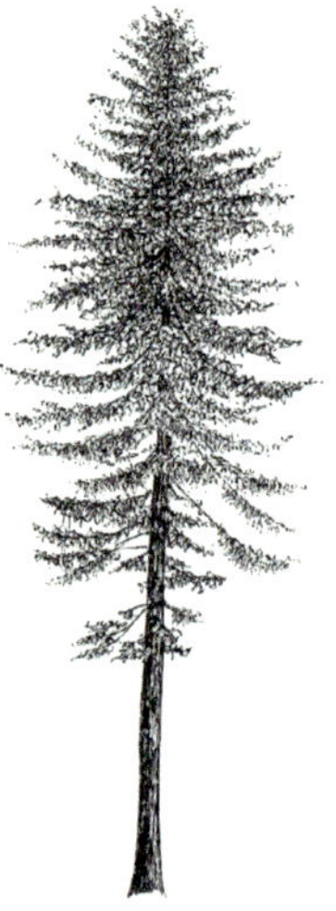

Abies alba
Familie: Pinaceae (Kieferngewächse)
Synonym: Silbertanne

Der Baumriese

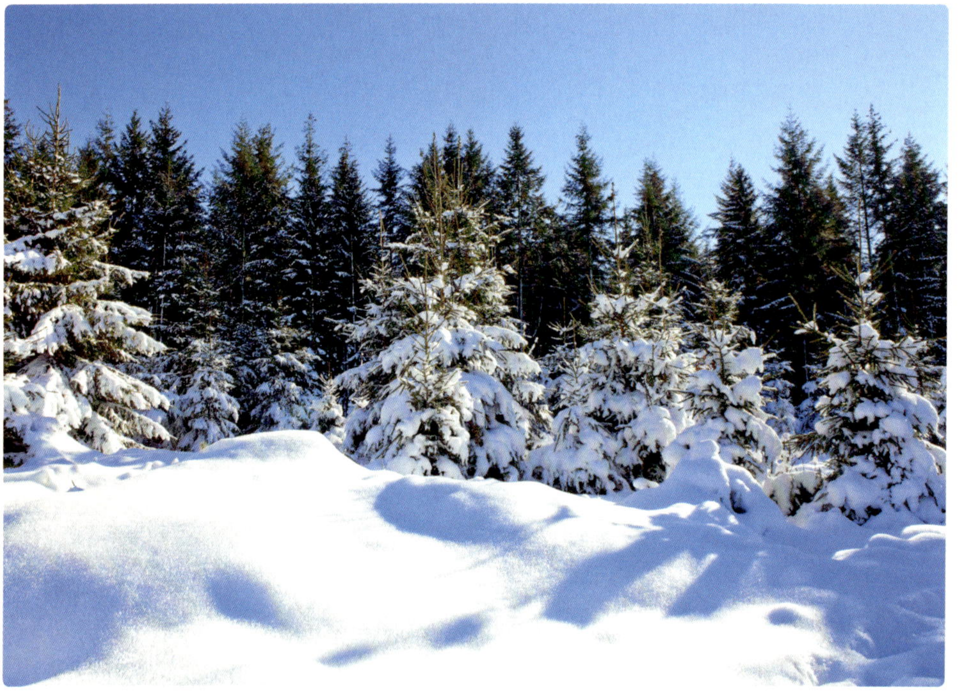

Stumm stehen die Entlaubten,
vom kalten Wind umweht.
Die Tannen nur behaupten
ihr dunkles Grün so spät.

Nikolaus Lenau (1802–1850)

Botanik

Tannen zählen mit bis zu 60 Metern Höhenwachstum zu den Baumgiganten Mitteleuropas. (Der botanische Name „abies“ bedeutet „hochgehen, hochwachsen“.) Sie können bis zu 650 Jahre alt werden. Die glatte, weißlich graue Borke der Tanne verleiht ihr den Namen „Weiß-Tanne“. Die weichen Nadeln sind dunkelgrün und glänzend. Sie weisen an der Blattunterseite zwei silbrige Wachsstreifen auf. Die Nadeln leben sieben bis elf Jahre. Ab einem Alter von 80 bis 100 Jahren stellt die Tanne ihr Höhenwachstum ein, und die Seitentriebe beginnen, den Gipfeltrieb zu überflügeln. So entsteht der Ausdruck „Storchennestkrone“. Die Zapfen fallen entweder in Form von Schuppen ab, und die Spindel bleibt am Baum stehen, oder sie fallen beim Auftreffen auf dem Boden auseinander. Daher ist jeder am Boden aufgelesene „Tannenzapfen“ kein echter Tannenzapfen, sondern tatsächlich ein Fichtenzapfen. Tannen können sich mit ihrer Pfahlwurzel bis fünf Meter tief in der Erde verankern. Junge Tannen wachsen im Schatten von alten Bäumen und schießen erst hoch, wenn genügend Platz entsteht.

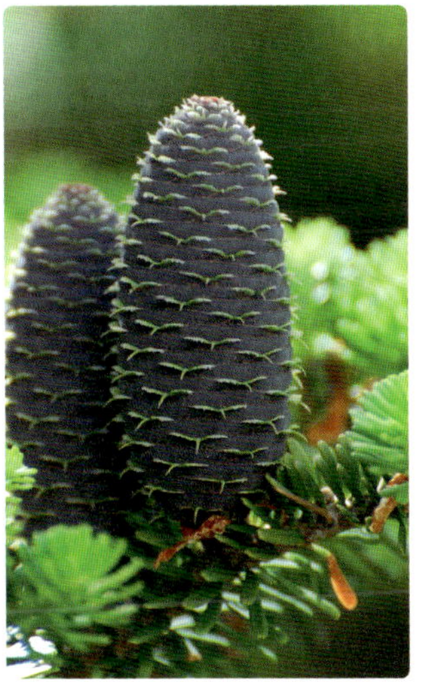

Vorkommen

Die Weißtanne wächst bei uns in Mitteleuropa im Flachland sowie in den Mittelgebirgen. Sie bevorzugt einen tiefgründigen, nährstoffreichen Boden. In den Alpen findet man sie bis auf etwa 1700 Höhenmeter.

Durch ihre starke Pfahlwurzel entwickelt sie sich zu einem sturmsicheren Baum. In den Alpen ist sie Bestandteil des Bergschutzwalds.

Nutzen

Tannenholz harzt nicht, da sich die Harzkanäle nur in der Rinde befinden und auch dort nur wenig Harz produziert wird. Tannenholz wurde schon früher gern als Bauholz verwendet. Der Turm des Freiburger Münsters trägt im Inneren 1000-jähriges Tannengebälk. Seit 2004 steht die Weißtanne in vier Bundesländern auf der Roten Liste der vom Aussterben bedrohten Pflanzen. Die Weißtanne ist die Baumart mit dem stärksten Bestandsrückgang in den letzten 200 Jahren. 90 Prozent der Fläche ist verloren. Da sie empfindlich auf Luftschadstoffe reagiert, nennt man sie auch „Riesin und gleichzeitig Mimose“ unter Europas Baumarten. In den 70er-Jahren wurde aufgrund des Tannensterbens generell vom Waldsterben gesprochen. In den Vogesen, im Schwarzwald und im Bayerischen Wald stehen noch kümmerliche Reste der einstigen prachtvollen Tannenwälder. Der derzeitige Klimawandel kommt der Tanne jedoch zugute, da sie Trockenheit verträgt und wenig sturmanfällig ist.

Bräuche, Sagen und Mythen

Tannen galten für unsere Vorfahren als Baum der Stärke und Ausdauer. Hildegard von Bingen erwähnt die Tanne als einen Baum, „den die Geister hassen und der ein Sinnbild der Stärke darstellt“. In manchen Regionen Süddeutschlands galt die Tanne auch als Schwellenbaum zwischen Tod und Leben und als Baum, „aus dem die Kinder geschüttelt werden“.

Volksmedizin

Das Tannenharz aus der Rinde wurde zur Wundbehandlung und bei Geschwüren aufgelegt. Tannenharz wurde auch zu „Terpentin“ destilliert und bei Quetschungen und Rheuma verwendet. Es ist bis heute in Apotheken erhältlich. Der Tee der Zweige wird bei Hautunreinheiten mit Pickeln sowie bei juckenden Händen, als Einschlafhilfe und bei Heiserkeit empfohlen.

Bäder aus Tannennadeln werden zur Nervenstärkung, in der Rekonvaleszenz und zum Beispiel bei Blasenentzündung verwendet. Der Schnaps aus Tannenwipfeln soll bei Haarausfall helfen. Tannenzapfen galten als Symbol der Männlichkeit und wurden für allerlei Liebeszauber verwendet. Tannenzapfentee galt bei Pfarrer Kneipp als bester Tee

für die Stimme und wurde Lehrern und Sängern empfohlen. Bei Lungenbeschwerden empfahl Pfarrer Kneipp, ein Tannenbäumchen im Haus aufzustellen. Die mittelalterliche Medizin erwähnt die Samen als Räuchermittel bei Husten oder für Gebärende, um die Nachgeburt auszuwerfen.
Tannenwipfelsirup enthält wie Fichtensirup viel Vitamin C und löst den Schleim. Er ist bis heute oft vermischt mit Fichtenwipfelsirup erhältlich.

Das ätherische Öl der Weißtanne

Weißtannenöl kommt unter anderem aus dem Zentralmassiv in Frankreich. Zur Destillation werden überwiegend Zweige verwendet, die im Rahmen von Forstarbeiten beim Entasten der Bäume anfallen.

Tipps und Erfahrungen

Das wunderbar waldig und angenehm duftende Weißtannenöl lässt Erinnerungen an Waldspaziergänge wach werden. Neben dem hohen Anteil an Monoterpenen hat Weißtannenöl auch einen für Baumöle eher seltenen höheren Anteil an Sesquiterpenen. Diese wirken psychisch erdend und beruhigend. Weißtannenöl wird daher gern bei Erschöpfung, Albträumen und nervöser Anspannung verwendet. Gleichzeitig hat der Duft eine stimulierende und konzentrationsfördernde Wirkung und bietet sich zur Raumbeduftung für Büros und Klassenzimmer an. Durch den Vorteil des Öls, einerseits einen angenehmen Waldduft zu verbreiten und anderseits schlechte Gerüche zu vertreiben – sowie die Fähigkeit, die Keimzahl in Räumen zu verringern – wird es gern in Seniorenheimen zum Beispiel in Kombination mit Grapefruit eingesetzt.

Erfahrung aus einer Klinik
Eine Kursteilnehmerin erzählte uns, dass eine schwerkranke Dame wegen Atemnot und Erschöpfung ins Krankenhaus kam. Die Patientin bekam als atemunterstützende Maßnahme Weißtannenöl zur Raumbeduftung angeboten. Daraufhin verlangte die Patientin jeden Tag nach dem Mittagessen, „jetzt ihren Waldspaziergang machen zu dürfen". Sie bekam dann den Duft der Weißtanne in ihre Duftlampe und wurde für einige Zeit nicht gestört. Anschließend erzählte sie häufig von ihren Erinnerungen an den Wald und fühlte sich entspannt. Diese Dame verstarb, ohne nochmals einen Wald besuchen zu können, der Duft aber hatte sie regelmäßig dorthin versetzt.

Portrait Weißtannenöl

Abies alba

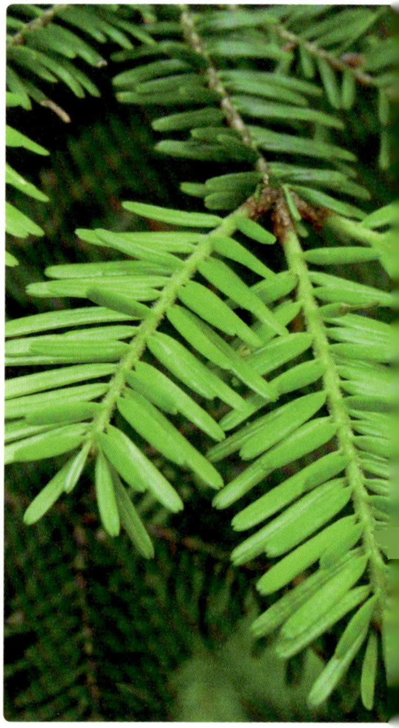

Herkunft, Gewinnung und Qualität

Herkunft: Europa, insbesondere Frankreich
Gewinnung: Wasserdampfdestillation
Pflanzenteile: Zweige mit Nadeln
Destillationszeit: 8 Stunden
Ausbeute: 0,1–0,5 %,
750 kg Zweige ergeben ca. 1 kg ätherisches Öl
Qualität: kbA (kontrolliert biologischer Anbau)

Eigenschaften

Farbe: farblos
Duftnote: ▲ Kopfnote
Duft: kräftig, harzig-frisch, würzig, waldig, weihnachtlich
Haltbarkeit: 18 Monate nach Öffnen der Flasche

Mischt sich gut mit

Angelikawurzel, Benzoe Siam, Cajeput, Douglasfichte, Ho-Blätter, Honigextrakt, Kardamom, Linaloeholz, Lorbeer, Myrte, Nelkenknospe, Pfefferminze, Rosenholz, Rosmarin, Tonkaextrakt, Weihrauch arabisch, Zeder, Zitrusölen

ca. 90 % Monoterpene	**(v. a. 35 % α-Pinen, 40 % Limonen, 6 % Camphen, 3,5 % β-Pinen)**
ca. 5,5 % Sesquiterpene	**(v. a. β-Caryophyllen)**
ca. 1,3 % Ester	**(v. a. Bornylacetat)[1]**

Körperliche Wirkung

- **stark antiseptisch**
- **schleimlösend**
- **schmerzlindernd**

Anwendung

- **Bronchitis**
- **Rheuma**
- **Arthrose**
- **Arthritis**

Psychische Wirkung

- **anregend, stimulierend**
- **konzentrationsfördernd**
- **stärkend**

Anwendung

- **Weihnachten**
- **Burn-out**
- **Stress**
- **Demenz**

Atmosphärische Wirkung

- **weihnachtlich**

Anwendung

- **Raumbeduftung**

Anwendungsformen

Badezusätze, Balsame, Duftbrunnen, Duftlampen, Duftsteine, Duftträger, Inhalationen, Inhalierstifte, Körper- und Massageölmischungen, Raumsprays, Roll Ons, Saunamischungen Stream, Vernebler

Weihnachtsdüfte, Natur pur!

Eine schöne alte Tradition ist es, in den Wochen um die Wintersonnwende grüne Tannen- oder Fichtenzweige in die Häuser zu holen, um die Luft zu reinigen und die Hoffnung auf die Wiederkehr der grünen Jahreszeit nicht zu verlieren. Aus diesem Brauch entstand Anfang des 16. Jahrhunderts die Tradition, eine Tanne als Weihnachtsbaum zu schlagen und zu schmücken. Heute werden jedes Jahr 25 bis 30 Millionen acht- bis zwölfjährige Bäume in deutschen Privathaushalten aufgestellt. Sie werden meist im In- und Ausland in Monokulturen aufgezogen. In den Plantagen werden Mengen an Insektiziden, Herbiziden und Mineraldünger ausgebracht, die für die Böden und das Grundwasser sehr schädlich sind.
Bedenken wir, dass wir uns mit dem Kauf eines gespritzten Weihnachtsbaums ungewollt einen „Chemiecocktail“ ins Wohnzimmer schleppen, stellt sich die Frage, ob es ein frisch geschnittener Zweig einer Fichte oder Weißtanne aus dem Wald nicht auch tut.
Für den beliebten und vertrauten Weihnachtsduft stehen uns die wunderbaren ätherischen Öle zur Verfügung, die über die Duftlampe oder durch die Beduftung kleiner weihnachtlicher Anhänger unser Weihnachtszimmer verzaubern können und unsere Stimmung feierlich heben.

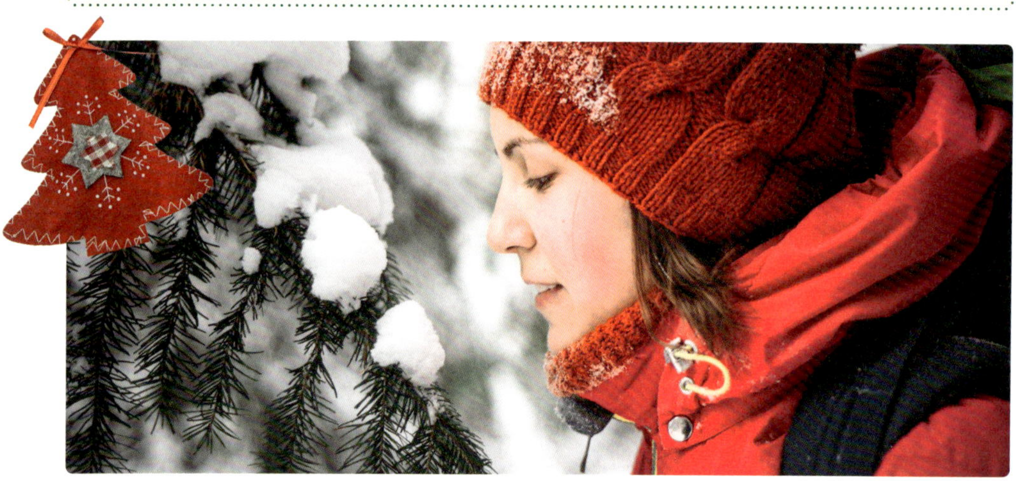

Weißtanne-Gelenköl

Zur Unterstützung schmerzender Gelenke

Arthrose

50 ml Mandelöl
10 Tr. Weisstanne
3 Tr. Lorbeer
2 Tr. Wintergrün
2 Tr. Atlaszeder

Mandelöl in ein Braunglasfläschchen geben und ätherische Öle dazuträufeln. Vor Gebrauch schütteln.
Die betroffenen Körperpartien mit der Ölmischung vorsichtig einreiben.

Haltbarkeit: 1 Jahr

„Immunstark"

Weißtannenhonig zur Stärkung der Abwehrkräfte

Erkältungszeit

50 g Akazienhonig
5 Tr. Weisstanne
5 Tr. Zitrone
2 Tr. Lorbeer

Ätherische Öle in den flüssigen Honig einträufeln und alles miteinander gut vermischen. In der Erkältungszeit morgens und abends 1 Teelöffel in Tee oder auf einem Stück Brot zu sich nehmen.

Winter-Wohlfühlöl

Wärmendes Körperöl für kalteTage

Pflege

50 ml Mandelöl
6 Tr. Weisstanne
5 Tr. Benzoe Siam
4 Tr. Palmarosa

Mandelöl in ein Braunglasfläschchen geben und ätherische Öle dazuträufeln. Nach Dusche oder Bad das Öl in die noch feuchte Haut einmassieren, sich in eine warme Decke hüllen und ruhen.
Haltbarkeit: 1 Jahr

Winterdüfte Weihnachten

„Weihnachtzeit“

Auszeit und „zur Ruhe kommen“ nach hektischen Einkaufstagen

8 Tr. Weisstanne
5 Tr. Douglasfichte
1 Tr. Zeder

Mischung für die Duftlampe. Zum Ansetzen einer Mischung für mehrere Anwendungen kann die Menge ganz einfach verzehnfacht werden.

„Weihnachten to go“

95 ml destilliertes Wasser
5 ml Weingeist
10 Tr. Weisstanne
15 Tr. Mandarine rot
8 Tr. Zimtrinde
7 Tr. Benzoe Siam

Alkohol in ein Sprühfläschchen füllen, ätherische Öle dazugeben und mit Wasser auffüllen. Vor jeder Anwendung schütteln.
Haltbarkeit: 6 Monate

Weihnachtsbaum

„Oh, Tannenbaum“

Duftmischung für Holz- oder Filzanhänger z. B. an Tannenzweigen

50 Tr. Weisstanne
50 Tr. Grapefruit

Ätherische Öle in ein Braunglasfäschchen (5 ml) geben und jeweils 2–3 Tropfen auf einen Duftanhänger träufeln.

Haltbarkeit:
6 Monate

Advent

„Kerzenschein“

Gemütliche Weihnachtszeit zu Hause

6 Tr. Weisstanne
9 Tr. Blutorange
6 Tr. Zimtrinde
30 Tr. Limette
3 Tr. Nelkenknospe

Grundmischung ätherischer Öle in ein kleines Braunglasfläschchen füllen und jeweils 5–7 Tropfen der Mischung für die Duftlampe verwenden.
Haltbarkeit: 2 Jahre

Atemstimulierende Einreibung

Unterstützende Wirkung bei chronisch obstruktiver Lungenerkrankung

Leichter atmen

100 ml Mandelöl
10 Tr. Weisstanne
10 Tr. Cajeput
10 Tr. Grapefruit
5 Tr. Weihrauch arabisch

Mandelöl in ein Braunglasfläschchen (100 ml) geben und die ätherischen Öle hinzuträufeln.
Morgens und abends auf die Haut im Bereich der Brust auftragen.

Haltbarkeit: 18 Monate

„Baumstark"

Roll On zur Stärkung

Mut und Kraft

10 ml Jojobaöl
5 Tr. Weisstanne
5 Tr. Blutorange
1 Tr. Angelikawurzel
1 Tr. Rosmarin Campher

Jojobaöl in ein Roll-On-Braunglasfläschchen geben und die ätherischen Öle dazuträufeln. Gut verschließen und schütteln. Bei Bedarf mehrmals täglich auf Handgelenke und Unterarme auftragen. Zur mentalen Unterstützung in „stürmischen Zeiten".

„Frische Brise"

Bei unangenehmen Gerüchen

3 Tr. Weisstanne
2 Tr. Pfefferminze
4 Tr. Zitrone

Die Mischung eignet sich für, Stream, Duftlampe oder Vernebler.

Frischer Duft

Im Wacholderhain

*Auf gelbem Sand die Heide steht
sie leuchtet lieblich unentwegt
Geborgenheit, und weißt du noch
es gibt sie wieder und kommt doch*

*dazwischen legt sich Grünes hin
das Gras umschlingt der Heide Sinn
und der Wacholder dunkel grünt
nach ein paar Wochen er sich rühmt*

*die schönsten Beeren weit und breit
hängen an meinem Holderkleid
ein Duft liegt ihnen jetzt schon an
was soll das werden also dann*

*weiß stehen Birken schlank im Bild
die Kiefern zieren Zapfen wild
wenn es knackt, fall´n sie koppolster
landen auf des Mooses Polster*

*und immer im Wacholderhain
fällt mir ein kleines Liedchen ein
das singe und das summe ich
doch wie es heißt, das sag´ ich nicht*

Margit Farwig

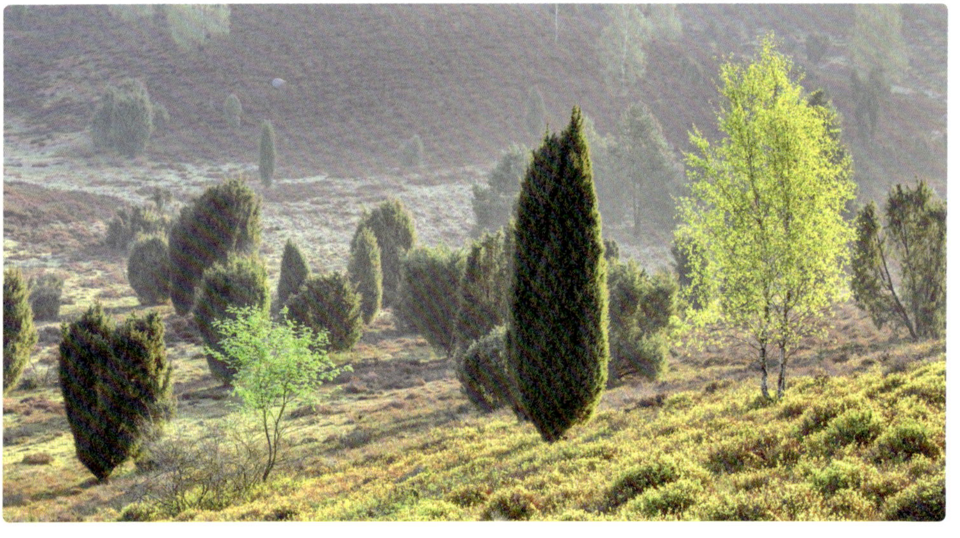

Wacholder

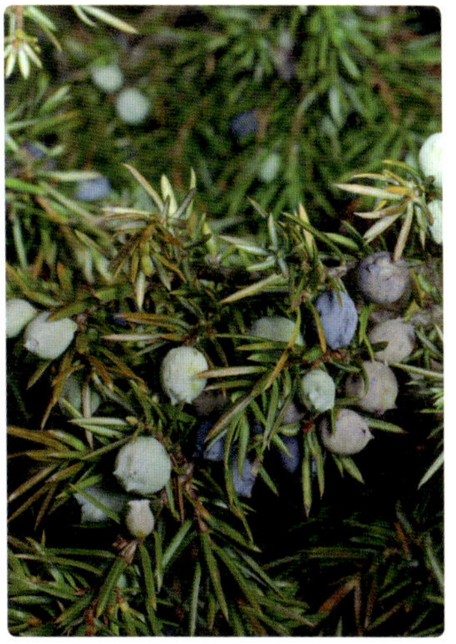

Juniperus communis
Familie: Cupressaceae (Zypressengewächse)
Synonym: Heide-Wacholder, Weckholder, Wachhalter, Feuerbaum, Machandelbaum

Der Erquickende und Segensreiche

Botanik

Der Gewöhnliche Wacholder, auch Heide-Wacholder genannt, ist ein Baum mit eher strauchartigem Charakter. Aufgrund seines säulenartigen Wuchses wurde er früher häufig „die Zypresse des Nordens" genannt. Säulenartig ist sein Wuchs jedoch nur in seiner Jugend, später wird der Wacholder breit und ausladend. Die Äste sind weit verzweigt, und die Nadeln sind stechend.

Die sogenannten Beeren sind botanisch gesehen Zapfen und benötigen drei Jahre Zeit zum Reifen. Oft spricht man deshalb von Beerenzapfen. Die Verbreitung findet durch die Wacholderdrosseln (Krammetsvögel), Amseln und Birkhühner statt.

Ein Wacholder kann bis zu 100 Jahre alt werden und eine Höhe von zehn Metern erreichen.

Vorkommen

Der Gewöhnliche Wacholder ist in Europa weit verbreitet und prägt in bestimmten Regionen Deutschlands das Landschaftsbild. Die sogenannten „Wacholderheiden" gelten als besonders schützenswert.

In den Alpen wächst eine niederliegende Form des Wacholders, die meistens nur 40 Zentimeter hoch wird (in Tirol auch Kranewitter oder Kranebitter genannt). Sie ist noch bis auf 3500 Metern Höhe anzutreffen und so manch einem Wanderer bekannt.

Bräuche, Sagen und Mythen

Für unsere Vorfahren gehörte der Wacholder zu den wichtigsten und den bedeutungsvollsten Heilpflanzen. Das folgende alte Sprichwort lässt die Ehrfurcht vor einem Wacholder erahnen:
„Vor dem Holunder soll man den Hut ziehen, vor einem Wacholder aber muß man in die Knie gehen."
Der Name Wacholder stammt vom altdeutschen „Weckholder" oder „Queckholder" ab, was früher für „wach und erquickend" stand. Man ordnete dem Wacholder lebensstärkende, verjüngende Wirkung zu und glaubte, dass die Seelen der Verstorbenen im Wacholderbaum weiterleben oder wieder zu Leben erweckt würden.

Wacholder zählt noch heute zu den immergrünen Bäumen, die häufig an Gräbern oder auf Friedhöfen gepflanzt werden. Früher zogen die Männer in Österreich den Hut vor diesen Bäumen auf dem Friedhof, um die Seelen zu grüßen, die sich nach dem gängigen Glauben darin aufhalten sollten.
Bis ins 19. Jahrhundert hinein war es in Norddeutschland Brauch, bei der Grundsteinlegung eines Hauses einen Wacholderzweig in das Fundament zu stecken, um böse Dämonen von Haus und Hof fernzuhalten. Die Rührstecken, mit denen Milch zu Butter geschlagen wurde, waren oft aus Wacholderholz, um bösen Zauber von der Milch abzuwenden – und damit sie nicht sauer wurde. In manchen Regionen schnitzte man Lebensruten aus Wacholderästen und steckte sie an den Stall, verbunden mit der Bitte um ausreichend Futter für das Vieh. In den Südtiroler Bergen wird bis heute das erste Feuer im Sommer in der Almhütte mit Wacholderzweigen entzündet, um gute Geister anzuziehen, Glück und Segen für die Sommermonate zu erbitten und die abgestandene Luft in den Hütten zu reinigen. Wird in den Raunächten Wacholderholz verräuchert, ist man vor Krankheiten und schlechten Geistern geschützt.
Wacholder zählte zu den sogenannten „Sympathiepflanzen", auf die man Krankheiten übertragen konnte. Diese Pflanzen galten als so gut und „sympathisch", dass sie bereit waren, Krankheiten, Gebrechen und Leiden der Menschen zu übernehmen. So sollte man bei Hühneraugen die entsprechende Anzahl Wacholderzweige am Baum umknicken und in der Zeit, in der die Ästchen vertrockneten, sollten auch die Hühneraugen verschwunden sein. Um die Wirkung zu bestärken, sprach man beim Abknicken der Äste einen Bannspruch: „Wacholderstaude, nimm mir bitte mein Hühnerauge!"

Bei Fieber band man sich vermörserte und mit Salz vermischte Beeren auf die Fußsohle. In der Zeit, in der der Beerenbrei auf der Fußsohle antrocknete, verschwand das Fieber. Danach musste das Beerenmaterial sofort tief in der Erde vergraben werden, damit das Fieber auf niemanden übergehen konnte.
Wacholderäste gehörten für unsere Vorfahren zu den Segenszweigen. In manchen Regionen Südtirols und Niederbayerns wird bis heute empfohlen, sich regelmäßig mit Wacholderzweigen auf Arme und Beine zu schlagen, um gesund zu bleiben.
Seine Hochzeit erlebte der Wacholder, als er gegen die Pest eingesetzt wurde. „Wider die Pestilenz" sollten die Beeren gekaut und das Holz als „Notfeuer" verbrannt werden. Kranken- und Sterbezimmer wurden damit ausgeräuchert. Man trug Amulette aus Wacholderholz, um sich vor der Seuche zu bewahren. Der dazugehörige Spruch lautete: „Esst Kranebitt und Bibernell, dann sterbt´s nit so schnell!"
Das massenhafte Verbrennen von Wacholder ließ im Mittelalter den Bestand drastisch sinken, er wurde fast ausgerottet.

Volksmedizin

Bereits Dioskurides beschreibt den Baum als ein Heilmittel für die „Regeln des Harns". Die harntreibende und ausscheidende Kraft des Wacholders ist demnach seit Langem bekannt und wird bei Blasenentzündung, Rheuma, Gicht und Wassersucht genutzt.
Für die Teezubereitung wird ein Teelöffel gequetschte Beerenzapfen mit einem Liter Wasser aufgekocht. Pfarrer Kneipp empfahl bei Verdauungsbeschwerden - oder um Gifte bei rheumatischen Beschwerden zur Ausscheidung zu bringen – die Wacholderkur. Dazu wurden im Frühjahr erst fünf und dann jeden Tag eine mehr (bis 15) Wacholderbeeren gegessen – und dann wieder zurück auf fünf pro Tag.

Kulinarik

Wacholderbeeren haben einen süß-würzigen und gleichzeitig leicht bitteren Geschmack. Als Gewürz sind sie in Kohlgerichten sowie in diversen Fisch- und Wildgerichten für die Verdauung unentbehrlich. Bei der Herstellung von Spirituosen spielen Wacholderbeeren durch das Aroma und den hohen Zuckergehalt ebenfalls eine große Rolle: Je nach Region heißen die Schnäpse Gin, Wodka, Doornkaat oder Steinhäger.

Aus dem Pflanzenmaterial des Wacholderstrauchs können unterschiedliche Wacholderöle gewonnen werden. Wacholderöle werden in der Aromatherapie gleichermaßen wegen ihrer aquaretischen Wirkung verwendet. Das Wacholderbeerenöl wird gern als entgiftendes Öl während Fastenkuren benützt und findet aufgrund seiner antibakteriellen Eigenschaften Einsatz bei Blasenentzündungen. Das Wacholderöl hat eher eine auswurffördernde und antirheumatische Wirkung.

Das ätherische Öl des Wacholder

Für die Gewinnung von hochwertigem biologischem Wacholderöl werden Zweige und Beeren mit der Sichel geerntet und destilliert.

Das ätherische Öl der Wacholderbeeren

Zur Gewinnung des ätherischen Öls der Wacholderbeeren müssen die schwarzen reifen „Beeren“ geerntet werden. Diese Ernte ist jedoch extrem mühsam. Die stechenden grünen Nadeln des Strauchs behindern das Pflücken der reifen „Beeren“. Auf einem Wacholderbusch sind im Herbst gleich drei Beerenzapfenjahrgänge zu finden: Beerenzapfen aus dem dritten Jahrgang sind schwarz und im Inneren schon hohl, Beerenzapfen im zweiten Jahrgang sind ebenfalls bereits schwarz gefärbt, aber noch gefüllt und somit schwerer. Die grünen Beerenzapfen entspringen dem diesjährigen Jahrgang. Für die Ernte wird der Strauch im besten Fall geschüttelt und geklopft. Die grüne Beere bleibt weitgehend am Busch, die beiden schwarzen lösen sich vom Strauch und lassen sich aufgrund des unterschiedlichen Gewichts leicht per Windsichtung trennen.

Kranewitt – Wacholder der Alpen

Eine Rarität auf dem Markt ist ein Wacholderöl, das aus einer niedrig wachsenden Wacholdervarietät unserer Alpen (Juniperus communis var. nana) gewonnen wird. Dieser nur 40 Zentimeter hoch werdende Wacholder wächst in Gemeinschaft mit Zirben, Latschen und Lärchen in Hochlagen ab 2000 Meter über dem Meerespiegel. Zur Erhaltung der Weideflächen wird der Alpen-Wacholder in Südtirol regelmäßig geerntet. Die Ernte ist sehr mühsam und zeitintensiv, die Ausbeute gering (0,05 bis 0,1 %). Zur Gewinnung von einem Liter Alpen-Wacholderöl, müssen ein bis zwei Tonnen Pflanzenmaterial destilliert werden.

Bewährt hat sich Alpen-Wacholderöl bei starken Entzündungen, Rheuma, Arthrose und Arthritis (Quelle: Bergila, Pfalzen/Südtirol).

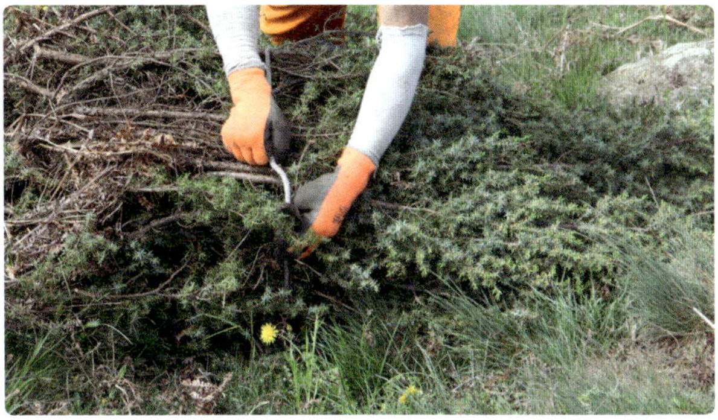

Wacholderernte in den Bergen

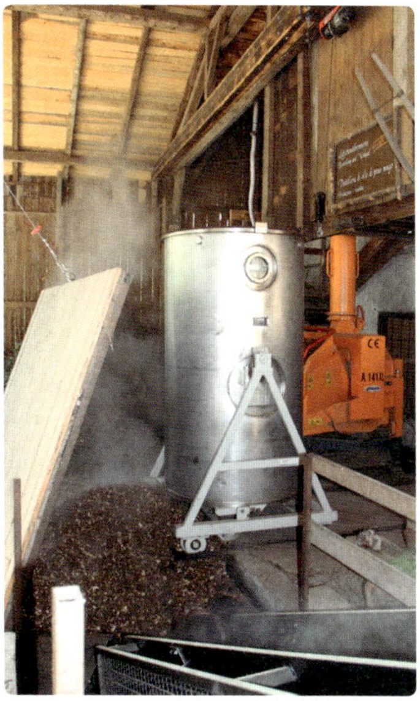

Destillation im Tal
Latschenölbrennerei Bergila, Südtirol

Tipps und Erfahrungen

Wacholderöle eignen sich hervorragend zur Begleitung von Fastenkuren, bei Wassereinlagerungen zur Leberunterstützung und bei Urogenitalinfekten. Aufgrund des enthaltenen Monoterpenols Terpinen-4-ol wirken alle Wacholderöle entwässernd und entgiftend. Die Wasserausscheidung findet statt, ohne dass dem Körper Elektrolyte verloren gehen. Sie wird durch die Wirkung auf die Tubuli der Niere gefördert.

Durch die entgiftende Wirkung werden Wacholderöle gern in Mischungen für Rheumaerkrankungen, Gicht sowie zur Linderung von schmerzhaften Gelenken eingesetzt. Zur Unterstützung von Fastenkuren können mehrere Tropfen Wacholderöl in ein Körperöl geben werden.

Wacholderöl zählt zu den psychisch wirksamen Schutzölen für Menschen in therapeutischen Berufen – als eine Art Schutzschild. Dafür wird Wacholderöl mit anderen schutzgebenden Ölen wie Zirbelkiefer, Lorbeer, Myrte etc. in einem Trägeröl oder Hydrolat vermischt und auf die Unterarme aufgebracht.

Wacholderbeerenöl eignet sich gut zum Würzen oder Marinieren von Speisen. Schnell lässt sich ein verdauungsförderndes Aromaöl mit ätherischem Wacholderbeeröl ansetzen.

Wacholder-Aromaöl

100 ml Olivenöl
7 Tr. Wacholderbeere
2 Tr. Ingwer
2 Tr. Orange Bio

Portrait Wacholderöl

Juniperus communis

Herkunft, Gewinnung und Qualität

Herkunft: Frankreich, Österreich, Italien (Südtirol), Bulgarien, Bosnien, USA, Kanada
Gewinnung: Wasserdampfdestillation
Pflanzenteile: Zweige mit Beeren
Destillationszeit: 7–8 Stunden
Ausbeute: 0,8–2 %,
50–125 kg Zweige ergeben ca. 1 kg ätherisches Öl
Qualität: kbA (kontrolliert biologischer Anbau)

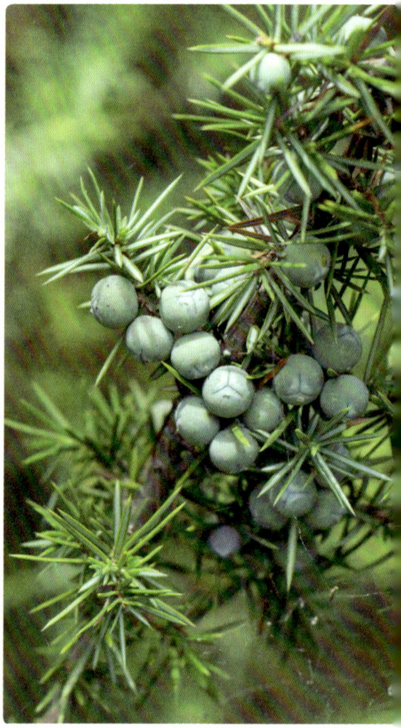

Eigenschaften

Farbe: hellgelb
Duftnote: ▲ Kopfnote
Duft: waldig, frisch, holzig, kraftvoll männlich
Haltbarkeit: 2 Jahre nach Öffnen der Flasche

Mischt sich gut mit

„Fichtennadel", Latschenkiefer, Kiefernadel, Lavendel, Pfeffer schwarz, Rosmarin, Teebaum, Weihrauch, Zirbelkiefer, Zitrusölen, Zypresse

ca. 86 % Monoterpene	**(v. a. 29 % Sabinene, 27,5 % α-Pinen, 4 % Limonen)**
ca. 5,5 % Sesquiterpene	**(v. a. Germacren D)**
ca. 4 % Monoterpenole	**(v. a. Terpinen-4-ol)[1]**

Körperliche Wirkung

- entwässernd
- verdauungsfördernd
- anregend (Leber, Bauchspeicheldrüse)
- antibakteriell (Blase)
- phlebotonisch (Krampfadern)
- gewebestraffend

Anwendung

- Lymphstau
- Ödeme
- Harnverhalt
- Gelenkschmerzen
- Rheuma, Gicht, Arthritis
- Krampfadern
- Blasenentzündung
- Cellulite

Psychische Wirkung

- anregend
- aktivierend
- beschützend

Anwendung

- Lustlosigkeit
- Müdigkeit
- Schutzschild

Anwendungsformen

Badezusätze, Deos, Fußbäder, Inhalationen, Inhalierstifte, Körper- und Massageölmischungen, Rasierwässer, Roll Ons, Shampoos

Portrait Wacholderbeerenöl

Juniperus communis

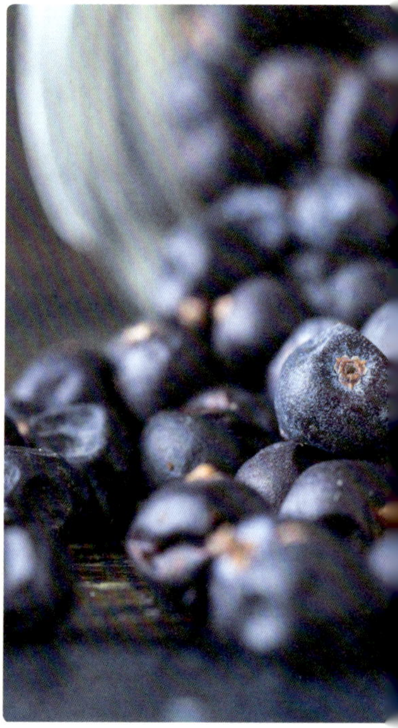

Herkunft, Gewinnung und Qualität

Herkunft: Frankreich, Österreich, Italien, Bulgarien, Bosnien, USA, Kanada
Gewinnung: Wasserdampfdestillation
Pflanzenteile: reife Beeren
Destillationszeit: 7 Stunden
Ausbeute: 0,8–2 %,
50–125 kg Beeren ergeben ca. 1 kg ätherisches Öl
Qualität: kbA (kontrolliert biologischer Anbau)

Eigenschaften

Farbe: hellgelb
Duftnote: ▲ Kopfnote
Duft: balsamisch, fruchtig, holzig-waldig, herb
Haltbarkeit: 2 Jahre nach Öffnen der Flasche

Mischt sich gut mit

Cajeput, „Fichtennadel", Kiefernadel, Lavendel, Lorbeer, Myrte, Rosmarin, Teebaum, Wintergrün, Zeder, Zirbelkiefer, Zitrusölen, Zypresse

Ätherisches Öl der Wacholderbeere

ca. 77 % Monoterpene	**(v. a. 35 % α-Pinen, 16,5 % Sabinene, 12 % β-Myrcen, 4 % Limonen)**
ca. 9 % Sesquiterpene	**(v. a. Germacren D, Humulen)**
ca. 2,5 % Monoterpenole	**(v. a. Terpinen-4-ol)[1]**

Körperliche Wirkung

- entwässernd
- entschlackend, entgiftnd
- harn- und oxalsäureausscheidend
- verdauungsfördernd
- anregend (Leber, Bauchspeicheldrüse)
- antibakteriell (Blase)
- phlebotonisch (Krampfadern)
- gewebestraffend

Anwendung

- Lymphstau
- Ödeme
- Harnverhalt
- Gelenkschmerzen
- Rheuma, Gicht, Arthritis
- Krampfadern
- Blasenentzündung
- Cellulite

Psychische Wirkung

- anregend
- aktivierend
- beschützend

Anwendung

- Lustlosigkeit
- Müdigkeit
- Schutzschild

Anwendungsformen

Badezusätze, Deos, Duftbrunnen, Duftlampe, Fußbäder, Inhalationen, Inhalierstifte, Körper- und Massageölmischungen, Rasierwässer, Roll Ons, Shampoos, Aromaküche

„Walddunft“

Sauna

Saunaaufguss

10 ml Wodka
3 Tr. Wacholder
3 Tr. Kiefernadel
3 Tr. Latschenkiefer
8 Tr. Limette

Ätherische Öle in den Wodka träufeln.
Einen Teelöffel der Mischung in die Aufgusskelle geben.

Basenbad

Ent-schlackung

Entschlackendes Bad

2 EL Basensalz
2 Tr. Wacholder
2 Tr. Lorbeer
2 Tr. Myrte türkisch
2 Tr. Lavendel fein

Basensalz (erhältlich im Reformhaus oder Bioladen) und ätherische Öle mischen und ins Badewasser geben.

„Schutzmantel“

Schutzspray vor zu vielen Einflüssen

Schutz

10 ml Wodka
40 ml Wasser
4 Tr. Wacholder
6 Tr. Zirbelkiefer
8 Tr. Orange
10 Tr. Zitrone

Alkohol in ein Braunglas-Sprühfläschchen (50 ml) geben. Ätherische Öle hinzuträufeln und mit Wasser auffüllen. Gut schütteln.

Haltbarkeit: 6 Monate

„Weckholder“

Erfrischendes, aktivierendes Duschgel für „Morgenmuffel“

Duschgel

200 ml Duschgel
10 Tr. Wacholder
10 Tr. Lavandin
10 Tr. Zitrone

Duftneutrales Bio-Duschgel (Bioladen oder Drogeriemarkt) in eine leere Duschgelflasche füllen und ätherische Öle hinzugeben. Die Mischung gut verrühren.

Haltbarkeit: 6 Monate

Detox-Bad

Detox

Zur Entsäuerung und Entgiftung

250 g Totes Meersalz
80 g Natron
70 g Heilerde
20 Tr. Wacholderbeere
12 Tr. Zypresse
12 Tr. Grapefruit

Das Meersalz in ein Schraubglas füllen und die ätherischen Öle hinzufügen und kräftig schütteln. Die Mischung reicht für 4 Bäder.
Haltbarkeit: 1 Jahr

Arthrose-Öl

Gelenkschmerzen

Bei entzündeten, schmerzenden Gelenken

50 ml Mandelöl
4 Tr. Wacholderbeere
6 Tr. Cajeput
4 Tr. Rosmarin Kampher
3 Tr. Wintergrün

Mandelöl in ein Braunglasfläschchen geben und die ätherischen Öle hinzuträufeln. Morgens und abends im Bereich der Gelenke auf die Haut auftragen.
Haltbarkeit: 18 Monate

„Sport und Freizeit"

Muskelkater

50 ml Sesamöl
3 Tr. Wacholderbeere
2 Tr. „Fichtennadel"
4 Tr. Cajeput
3 Tr. Wintergrün
8 Tr. Mandarine rot

Zutaten in ein Braunglasfläschchen geben und schütteln. Nach dem Sport auf die schmerzenden Muskelpartien sanft auftragen.
Haltbarkeit: 18 Monate

Wacholderbeer-Sitzbad

Blasenentzündung

Grundmischung

6 EL Meersalz
10 Tr. Wacholderbeere
10 Tr. Lavendel fein
10 Tr. Teebaum

Meersalz in ein kleines Schraubglas füllen. Ätherische Öle hinzuträufeln und vermischen. 2 EL ins das Badewasser geben. Einmal täglich eine Viertelstunde baden.

Zedern

Wem bist du gleich in deiner Herrlichkeit?
Siehe, einem Zedernbaum auf dem Libanon.
Die Pracht ihrer Äste gab reichlich Schatten.
Hoch war ihr Wuchs, und in die Wolken ragte ihr Wipfel.
So war sie höher als alle anderen Bäume des Feldes.
Ihre Zweige wurden sehr zahlreich und breiteten sich aus.
Alle Vögel des Himmels hatten ihr Nest in den Zweigen.
Alle wilden Tieren brachten unter den Ästen ihre Jungen zur Welt.
All die vielen Völker wohnten in ihrem Schatten.
Schön war sie in ihrer Größe mit ihrem breiten Geäst:
Denn ihre Wurzeln hatten viel Wasser.

Ezechiel (31 3,5–7)

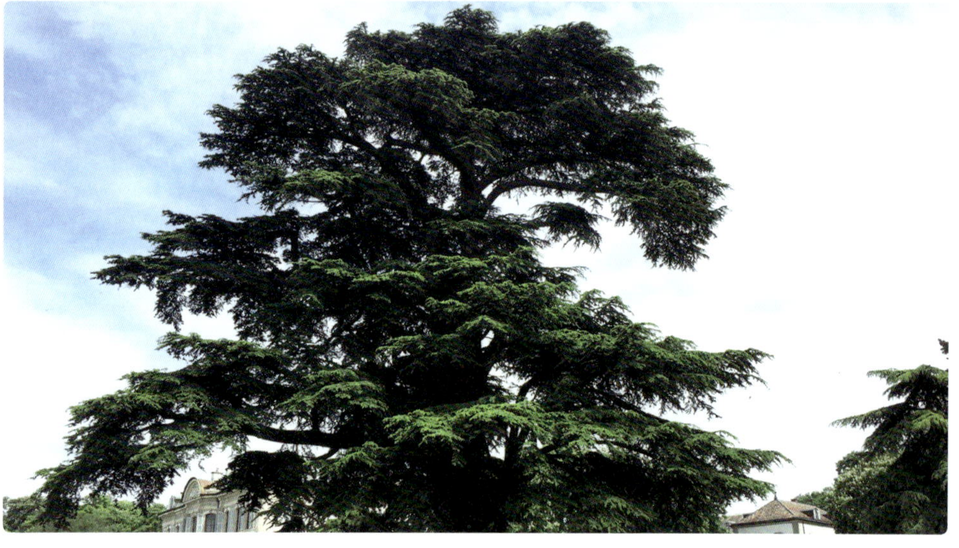

Atlaszeder

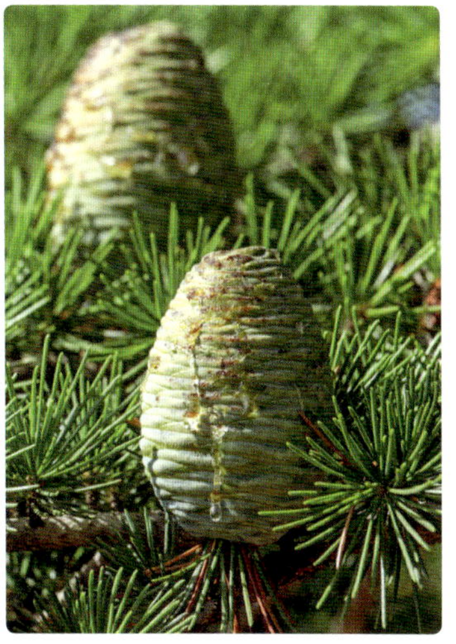

Cedrus atlantica
Familie: Pinaceae (Kieferngewächse)
Synonym: Zeder

Baum der Kraft und Lebensenergie

Botanik

Die Zeder kann 40 Meter hoch wachsen und einen Stammumfang von 200 Zentimetern erreichen. Der Baum kann 900 bis 2500 Jahre alt werden. In seiner Jugend wächst der Baum kegelförmig und aufrecht nach oben, im Alter nimmt er eine individuelle Wuchsform an und bildet eine unregelmäßige, rund geformte Krone, auch stumpfe Spitze genannt. Oft ist der alte Zedernbaum mehrstämmig.
Die Zapfen wachsen aufrecht an Kurztrieben und reifen zwei bis drei Jahre. Der Zapfen zerfällt am Baum und wirft einzelne Schuppen und häufig den oberen Teil ab. Die oberen Teile der Zapfen erinnern ein wenig an geöffnete Rosenblüten.
Manchmal findet man sie auf dem Boden unter einer großen Zeder.

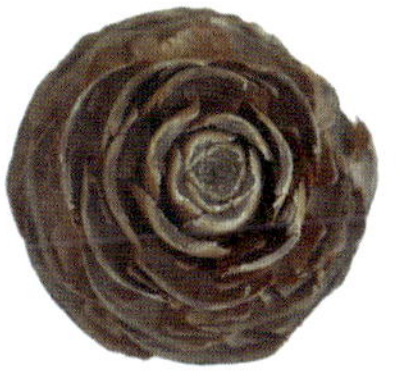

Vorkommen

Die Atlaszeder ist im nordafrikanischen Atlasgebirge beheimatet und wächst auf einer Höhe von 1000 bis 1800 Metern.

Nutzen

Das Holz der Atlaszeder wurde bereits in der phönizisch-römischen Antike zum Bau von Schiffen und Tempeln benutzt. Im Mittelalter wurden herrschaftliche Gebäude, Moscheen und Vertäfelungen aus Zedernholz gefertigt. Diese sind oft bis heute gut erhalten und nicht vom Holzwurm befallen. Das Holz ist äußerst wetterbeständig und duftet selbst nach 4000 Jahren noch. Mitte des 19. Jahrhunderts wird die Zeder als Zierbaum in milden Klimazonen Mitteleuropas angepflanzt. Seit dem späten 20. Jahrhundert werden Atlaszedern in Frankreich in der Provence und auf Korsika zur forstlichen Nutzung angebaut.

Volksmedizin

Wer sich einmal unter einer Zeder aufgehalten hat, der kennt das Gefühl von Wärme, Kraft und Stärke und des Beschützt-Seins, das dieser Baum vermittelt.
Als Räucherwerk war Zedernholz schon im Altertum bekannt. In einem ägyptischen Grab, das 1995 öffnet wurde, konnten die Archäologen Zedernholzrauchpartikelchen in der Luft der Grabkammer nachweisen. Sowohl das Harz als auch das Holz wurden als Räucherwerk verwendet. Häufig wurde es mit Kalmuswurzeln und Myrtenblättern gemischt und zum Überdecken schlechter Gerüche verräuchert. Auch nach dem Liebesakt oder bei großer seelischer Belastung wurde gern geräuchert. Zedernharz wurde in ägyptischen Sarkophagen entdeckt. Damals wurde es häufig als Konservierungsmittel verwendet.

Das ätherische Öl der Atlaszeder

Schon in alten ägyptischen Texten wird auf die Verwendung und Bedeutung von Zedernöl hingewiesen. Der Duft von Zedernöl inspirierte zur Opfergabe an die Götter. Schon früh wurde der Duft auch für psychische Stimulation eingesetzt. Um seinen inneren Frieden zu finden und sich am Ende des Lebens – oder bei Krankheit – zu stärken, begab man sich in einen Zedernhain oder umgab sich mit dem Duft der Zeder. In der Bibel zählt Zedernöl zusammen mit Myrrhe und Narde zu den heiligen Salbölen.
Heute kommt das meiste ätherische Öl der Atlaszeder aus Marokko. Es wird dort durch Wasserdampfdestillation über einen Zeitraum von sieben Stunden aus dem Holz und dem Wurzelstock gewonnen. Während der Destillation wird einmal die Hitzezufuhr unterbrochen. In dieser Destillationspause können die Holzzellwände aufbrechen, sodass der Zugang zu den Harzgängen frei wird. Auf diese Weise kann noch mehr Öl entweichen. Anschließend wird das Pflanzenmaterial erneut erhitzt. Man spricht hierbei von der sogenannten „Reprise“ (französisch für Wiederaufnahme der Destillation). Der Duft von Zedernöl gewinnt durch die Reifezeit. Nach etwa zehn Jahren ist er abgerundeter, balsamischer und wärmer.

Tipps und Erfahrungen

Schon Kleopatra nutzte zur Erhaltung der Geschmeidigkeit ihrer Haut und gegen das Ergrauen der Haare Zedernholzöl in Kombination mit Lorbeerknospenöl.
Atlaszederöl ist wegen der hohen Menge an unterschiedlichen Sesquiterpenverbindungen und deren hautpflegenden und juckreizstillendenden Wirkungen ein unentbehrlicher Allrounder unter den ätherischen Ölen und wird im körperlichen Bereich vorrangig bei Hautproblemen, bei Allergien und bei Cellulite eingesetzt.
Im psychischen Bereich ist Atlaszedernöl ein bewährter Mut- und Kraftspender bei Ängsten und in fordernden Lebenssituationen.
Durch seinen hohen Sesquiterpengehalt gehört Atlaszedernöl zu den Schutz- und Kraftölen, die uns immer dann hilfreich zur Seite stehen, wenn wir erschöpft und nervlich belastet sind. Die empfindsamen Nerven werden umhüllt und geschützt, Gefühle der Überforderung und der Erregbarkeit werden ausgeglichen, und wir beruhigen uns.
Atlaszedernöl eigent sich auch gut in Ölmischungen für die sinnliche Partnermassage.
Echtes Atlaszedernöl ist ein besonders gut verträgliches Öl und darf bei Kindern und Schwangeren angewendet werden.

Sinnliches Massageöl

50 ml Mandelöl
2 Tr. Atlaszeder
3 Tr. Sandelholz
2 Tr. Ylang Ylang
5 Tr. Bergamotte

Wichtig:
Es gibt etliche Arten aus den Familien der Kiefern- und Zypressengewächse, die zwar als „Zedern“ bezeichnet werden, botanisch gesehen aber keine Zedern sind. Dies führt häufig, auch bei der Bezeichnung der ätherischen Öle, zu Verwechslungen. Nur von vier Zedernarten lassen sich echte Zedernöle gewinnen: Libanonzeder (Cedrus libani), Himalayazeder (Cedrus deodara), Atlaszeder (Cedrus atlantica) und Zypernzeder (Cedrus previfolia).
Vorsicht: Einige der falschen „Zedernöle“ beinhalten in größerer Menge Monoterpenketone und können dadurch abortiv oder neurotoxisch wirken. Am sichersten ist es, auf den botanischen Namen der Herkunftspflanze zu achten, denn nur so lässt sich das echte Zedernöl von einem falschen Zedernöl unterscheiden.

Portrait
Atlaszedernöl

Cedrus atlantica

Herkunft, Gewinnung und Qualität

Herkunft: Atlasgebirge
Gewinnung: Wasserdampfdestillation
Pflanzenteile: Stammholz
Destillationszeit: 7 Stunden
Ausbeute: 3–4 %,
30 kg Holzspäne ergeben ca. 1 kg ätherisches Öl
Qualität: Wildwuchs, kbA

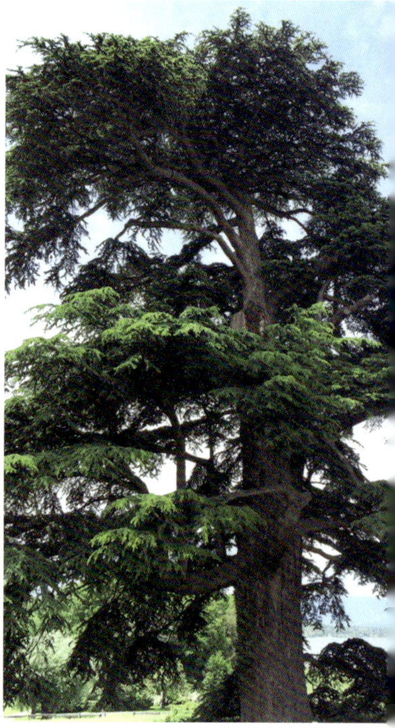

Eigenschaften

Farbe: gelblich
Duftnote: ❤/■ Herz/Basisnote
Duft: warm, holzig, balsamisch,
leicht blumig-süßlich
Haltbarkeit: 10 Jahre und länger, der Duft verbessert sich im Laufe der Jahre

Mischt sich gut mit

Baumölen, Ho-Blätter, Jasmin, Lavendel, Melisse, Muskatellersalbei, Nelkenknospe, Palmarosa, Pfefferminze, Teebaum, Tonkaextrakt Rose, Rosengeranie, Rosmarin, Wacholder, Ylang Ylang, Zitrusölen

Ätherisches Öl der Atlaszeder

sehr hautverträgliches Öl

ca. 81 % Sesquiterpene	**(v. a. 46,5 % β-Himachalen, 16,5 % α-Himachalen, 10 % γ-Himachalen)**
ca. 6 % Sesquiterpenketone	**(v. a. 8 % Atlantone)**
ca. 2,5 % Sesquiterpenole	**(v. a. Himachalol)[1]**

Körperliche Wirkung

- entzündungshemmend
- schleimlösend
- entkrampfend
- wundheilend (hautregenerierend)
- juckreizstillend
- antiallergisch

Anwendung

- Schnupfen, Husten
- Cellutite
- unreine, fettige Haut
- Haarausfall
- Heuschnupfen
- Pruritus
- Sehnenscheidenentzündung

Psychische Wirkung

- stabilisierend, beruhigend
- kraft- und mutspendend
- aufbauend, stärkend

Anwendung

- Nervösität, Angst und Stress
- depressive Verstimmung
- Selbstwertschwäche

Sonstige Wirkung

- insektenabwehrend (auch Motten)

Anwendung

- im Kleiderschrank

Anwendungsformen

Duftlampen, Duftsteine, Inhalierstifte, Körper- und Massageölmischungen, Nasenöle, Raumsprays, Roll Ons, Shampoos und Haarwässer, Stream

Restless Legs

„Restless Legs“

Wohltuendes Öl bei unruhigen Beinen

100 ml Jojobaöl
7 Tropfen Atlaszeder
3 Tropfen Melisse 100 %
7 Tropfen Lavendel fein
13 Tropfen Bergamotte

Ätherische Öle in das Jojobaöl geben, die Flasche gut verschließen und schütteln.
Die Mischung am Abend vor dem Einschlafen auf die Beine geben.
Haltbarkeit: 1 Jahr

Cellulite

„Beinpflege“

Hautstraffendes Öl für Bein und Po

100 ml Mandelöl
5 Tropfen Atlaszeder
5 Tropfen Zypresse
5 Tropfen Wacholder
5 Tropfen Rosmarin Kampfer
10 Tropfen Orange

Ätherische Öle in das Mandelöl geben, die Flasche gut verschließen und schütteln. Regelmäßig Beine und Po damit massieren.

Haltbarkeit: 1 Jahr

Trauer

„Abschied“

Duftgrundmischung für den Lebensabend (z. B. im Hospiz)

20 Tr. Atlaszeder
10 Tr. Weihrauch
5 Tr. Benzoe Siam
5 Tr. Ho-Blätter

2–3 Tropfen der Grundmischung auf einen Duftstein geben. Für eine kleine Massage an Handpuls und Solarplexus 5 Tropfen der Mischung in 10 ml Mandelöl geben.

Prüfungsangst

„Fest verwurzelt“

Schnelle Hilfe bei „weichen Knien“, vor Prüfungen oder Vorträgen

Vor Prüfungsbeginn 1–2 Tropfen Atlaszedernöl pur auf die Fußsohle geben und die Kraft der Zeder in sich aufsteigen lassen.
Gut geeignet auch für Kinder mit Schul- oder Prüfungsängsten.

Ab dem Grundschulalter

Läuseshampoo und -Öl

Läusebefall

200 ml neutrales Shampoo
100 ml Sesamöl
12 Tropfen Atlaszeder
15 Tropfen Teebaum
15 Tropfen Palmarosa
5 Tropfen Lavendel fein

Erst die Haare mit Shampoomischung (ohne Öl) waschen, dann 100 ml Sesamöl mit den ätherischen Ölen vermischen und die Haare damit einölen.
Eine halbe Stunde einwirken lassen. Nach 8 Tagen wiederholen.

Zeder-Haarwasser

Haarausfall

Zur Förderung des Haarwachstums
100 ml Lavendelwasser
7 Tropfen Atlaszeder
5 Tropfen Rosmarin Kampfer
5 Tropfen Ylang Ylang
3 Tropfen Nelkenknospe

Ätherische Öle in eine frisch geöffnete Flasche Lavendelwasser geben. Vor jeder Anwendung schütteln. Täglich zweimal den Haarboden einsprühen.
Haltbarkeit: 6 Monate

Nasenöl

Bei allergischem Fließschnupfen

Schnupfen

5 ml Jojobaöl
2 Tropfen Atlaszeder
2 Tropfen Zypresse

Ein paar Tropfen der Ölmischung auf die Nasenflügel und den äußeren Rand der Nase geben. Mit einem Wattestäbchen kann vorsichtig etwas Öl auch innerhalb der Nase verteilt werden.
Haltbarkeit: 1 Jahr

„Wenn die Haut juckt …“

Kühlend bei Pruritus

Juckreiz

100 ml Aloe-vera-Öl
5 Tropfen Atlaszeder
12 Tropfen Lavendel fein
10 Tropfen Bergamotte
1 Tropfen Pfefferminze

Mischung nach Bedarf auf betroffene Hautpartien auftragen.
Vorsicht bei UV-Strahlung: Bergamotte kann fototoxisch wirken.
Haltbarkeit: 6 Monate

Himalayazeder

Cedrus deodara
Familie: Pinaceae (Kieferngewächse)
Synonym: Zeder

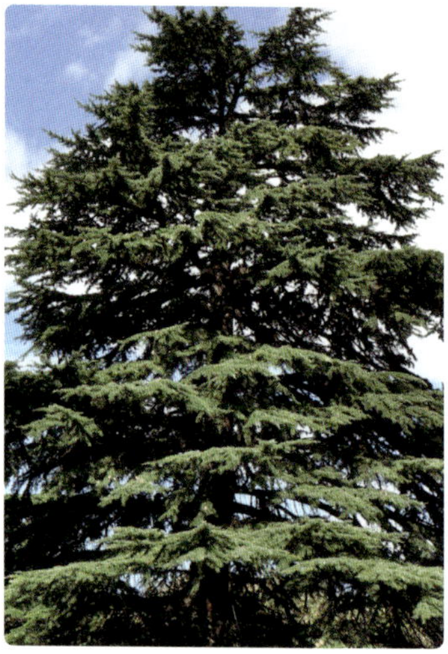

Starker Baum mit „weicher Note“

Botanik

Cedrus deodara ist eine ihrem Standort angepasste Unterart der Libanonzeder. Der Baum wird bis 35 Meter hoch, die Äste wachsen gern horizontal. Die Zweigspitzen hängen meist nach unten, die Zapfen stehen senkrecht nach oben. Im Gegensatz zu allen anderen Nadelbäumen, die im Frühjahr blühen, öffnen Zedern ihre Blüten erst im Spätsommer bis Herbst (September bis Oktober).

Vorkommen

Die Himalayazeder ist in Nordindien, Nepal und Afghanistan zu Hause. Sie wächst dort in Höhenlagen von 2000 bis 3000 Metern. Diese Zedernart ist nur bedingt winterhart (bis –12 Grad) und deshalb vorrangig im milderen europäischen Seeklima zu finden.

Nutzen

In Indien wurde das Holz für den Schiffsbau verwendet. Als die Engländer versuchten, Himalayazedern anzubauen, misslang es, da der Baum dem Klima nicht standhielt. Seit 1822 findet man Himalayazedern als Ziergehölz in milden Lagen Mitteleuropas.

Das ätherische Öl der Himalayazeder

Das ätherische Öl der Himalayazeder ist eher selten und in der Aromatherapie weniger bekannt als das Öl der Atlaszeder. Der Duft von Himalayazedernöl ist angenehm weich und feiner als der Duft von Atlaszedernöl. Das Öl kommt überwiegend aus der Himalayaregion, häufig wird es aus Nordindien importiert.

Tipps und Erfahrungen

Himalayazeder wird gern für nervenstärkende und aufbauende Mischungen verwendet. Dies ist zurückzuführen auf den relativ hohen Anteil an Sesquiterpenverbindungen.
In der Aromatherapie wurde das Öl bisher noch nicht so viel verwendet, sodass nur ein kleiner Erfahrungsschatz vorliegt.
Zum ätherischen Öl der Himalayazeder wurden einige interessante Studien veröffentlicht:
In einer Studie aus dem Jahr 2015 in Pakistan wurde die stark antibakterielle Wirkung (speziell bei Escherichia coli) des ätherischen Öls nachgewiesen.
In weiteren Studien konnte man feststellen, dass das Öl immunmodulatorisch, entzündungshemmend und antitumoral wirkt.

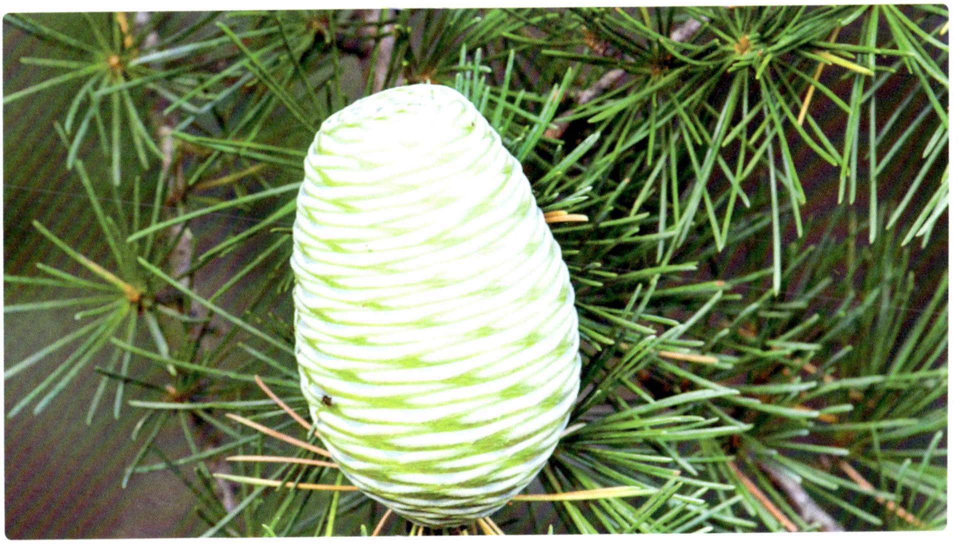

Portrait Himalayazedernöl

Cedrus deodara

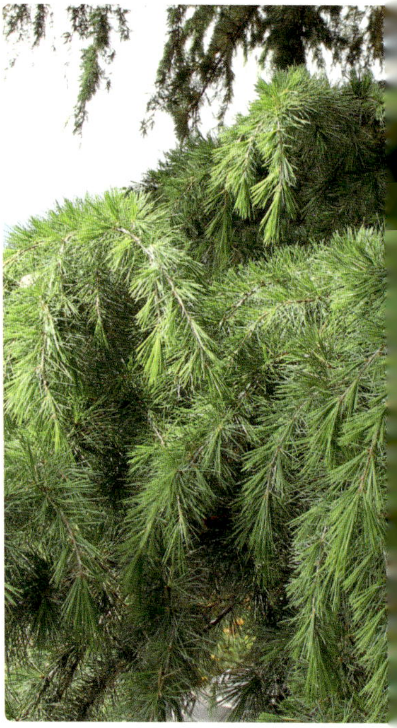

Herkunft, Gewinnung und Qualität

Herkunft: Indien (Nordindien), Bhutan, Nepal, Pakistan, Afghanistan
Gewinnung: Wasserdampfdestillation
Pflanzenteile: Späne vom Wurzelstock
Destillationszeit: 1,5–2 Stunden
Ausbeute: bis zu 8 %,
20 kg Holzspäne ergeben ca. 1 kg ätherisches Öl
Qualität: Wildwuchs, kbA

Eigenschaften

Farbe: klar bis leicht gelblich
Duftnote: ❤/■ Herz/Basisnote
Duft: weich, warm, holzig, balsamisch
Haltbarkeit: 10 Jahre und länger,
der Duft verbessert sich im Laufe der Jahre

Mischt sich gut mit

Baumölen, Benzoe Siam, Ho-Blätter, Lavendel, Lemongrass, Muskatellersalbei, Osmanthus, Palmarosa, Rose, Rosengeranie, Rosmarin, Salbei, Thymian, Tonkaextrakt, Vanilleextrakt, Vetiver, Wintergrün, Zitrusölen

Ätherisches Öl der Himalayazeder

sehr hautverträgliches Öl

ca. 67 % Sesquiterpene	**(v. a. 38 % β-Himachalen, 29 % verschiedene Himachalene)**
ca. 18 % Sesquiterpenketone	**(v. a. verschiedene Atlantone)[1]**

Körperliche Wirkung

- **antibakteriell**
- **lymphentstauend**
- **entzündungshemmend**
- **regenerierend für Arterien und Venen**
- **epithelisierend**
- **antiallergisch**

Anwendung

- **Cellulite**
- **Gewebeentstauung**
- **Hautausschläge**
- **Arteriosklerose**
- **Allergien**

Psychische Wirkung

- **stabilisierend**
- **stärkend**

Anwendung

- **Stress**
- **Burn-out**

Sonstige Wirkung

- **raumluftverbessernd**

Anwendung

- **zur Raumluftionisierung und Raumluftbelebung**

Anwendungsformen

Badezusätzen, Deos, Duftlampen, Duftsteine, Inhalierstifte, Körper- und Massageölmischungen, Raumsprays, Roll Ons, Shampoos und Haarwässer, Seifen Stream

„Loslassen"

Gedanken-karussell

Beruhigende Mischung für Duftlampe, Stream oder Inhalierstift

10 Tr. Himalayazeder
20 Tr. Limette
5 Tr. Lavendel fein

Ätherische Öle in ein Braunglasfläschchen träufeln. Verschließen und leicht schütteln. Von der Grundmischung jeweils 8 Tropfen in die Duftlampe oder auf den Pad des Streams geben. Für die Handtasche können 5 Tropfen der Mischung auf den Duftträger des Inhalierstifts gegeben werden.
Haltbarkeit: 6 Monate

Zeder-Zaubernuss-Deo

Bio-Deo zum Aufsprühen unter die Achsel

Körper-geruch

100 ml Hamameliswasser
6 Tr. Himalayazeder
8 Tr. Zitrone
3 Tr. Salbei
3 Tr. Zypresse

Eine frische Flasche Hamameliswasser öffnen und die ätherischen Öle hineinträufeln.
Täglich mehrmals oder nach Bedarf unter die Achsel sprühen.

Haltbarkeit: 6 Monate

Mentale Unter-stützung

Stark und Mutig

Zur Stärkung des Durchhaltevermögens in Umbruchsituationen

3 Tr. Himalayazeder
2 Tr. Rosengeranie
4 Tr. Grapefruit

Für Duftlampe und Duftstein.

Himalaya-Körperöl

Lichtbringer in der dunklen Jahreszeit

50 ml Mandelöl
5 Tr. Himalayazeder
8 Tr. Bergamotte
3 Tr. Angelikawurzel

Nach Bad oder Dusche.

„Standfest“

Zur Stärkung der psychischen Stabilität

Stabilität

100 ml Hamameliswasser
15 Tr. Himalayazeder
6 Tr. Palmarosa
5 Tr. Bergamotte
1 Tr. Vetiver

Ätherische Öle in das Hydrolat träufeln. Die Mischung bei Bedarf auf die Fußsohlen sprühen.

Haltbarkeit: 6 Monate

Himalaya-Seife

Zum Schutz vor Keimen

Hand-desinfektion

250 ml neutrale Flüssigseife
10 Tr. Himalayazeder
10 Tr. Lemongrass
3 Tr. Thymian Thymol

Neutrale Flüssigseife (aus dem Bioladen) in einen Seifenspender füllen. Ätherische Öle hinzugeben und verrühren.

Haltbarkeit: 6 Monate

Muskelwohl

Für beanspruchte Muskelpartien

Muskel-schmerzen

100 ml Mandelöl
10 Tr. Himalayazeder
8 Tr. Rosmarin Verbenon
3 Tr. Wintergrün
5 Tr. Grapefruit

Mandelöl in ein Braunglasfläschchen füllen und die ätherischen Öle dazuträufeln. Die Mischung nach dem Duschen in die noch feuchte Haut einmassieren. Besonders beanspruchte Muskelpartien können vor dem Auftragen des Muskelwohl-Öls zusätzlich mit Immortellenwasser besprüht werden.
Haltbarkeit: 1 Jahr

Die Zypresse

Ich bin ein Wächter und richte mich auf
wie eine dunkle Flamme
aus wellig-weichen Hügeln empor
und achte und bewahre
in dem sachten Gewoge
die deutliche Form.
Ich bin der Hüter der Struktur,
klare Grenzen ziehend.
…

Jürgen Trott-Tschepe

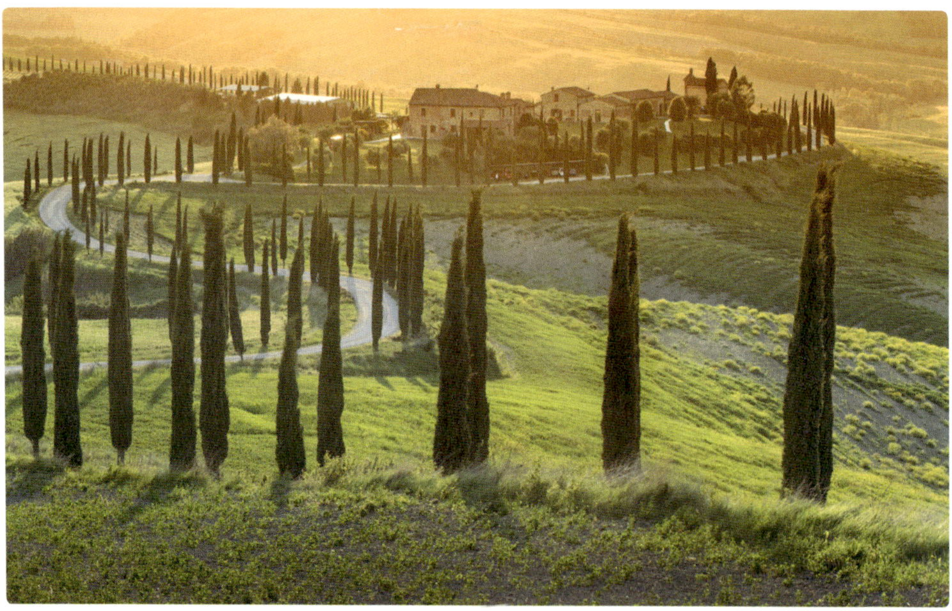

Zypresse

Cupressus sempervirens
Familie: Cupressaceae (Zypressengewächse)
Synonym: Baum von Zypern, Echte Zypresse, Mittelmeerzypresse

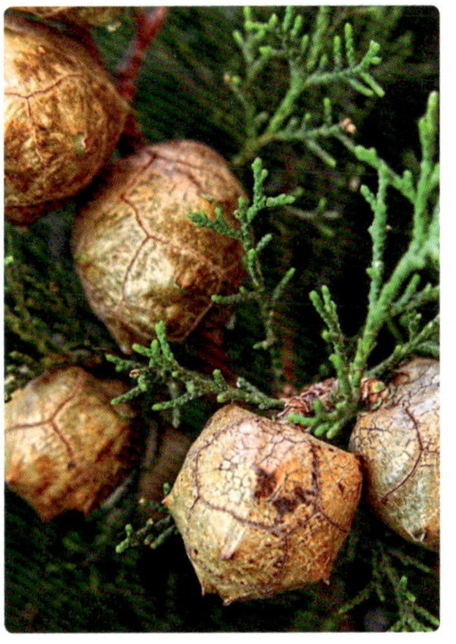

Die Strukturhüterin

Botanik

Die Zypresse ist ein immergrüner Nadelbaum, der bis 25 Meter hoch wächst. Ihre aufrechte Form wirkt flammenartig. Die eng am Stamm anliegenden Äste verleihen dem Baum seine deutlich erkennbare Säulenform. Im Frühjahr bildet die Zypresse auffallend helle männliche Blütenstände. Die kugelförmigen, holzigen Zapfen reifen erst im zweiten Jahr.

Vorkommen

Zypressen sind wärmeliebende Gehölze und wachsen bei uns in Deutschland nur in milden, meist frostfreien Regionen.
Ursprünglich war die immergrüne Zypresse in Asien beheimatet. Erst die Phönizier brachten sie in den Mittelmeerraum. Auf der Insel Zypern fand sie eine neue Heimat. So wurde sie zur „Zypresse", dem Baum von Zypern.
Heute bestimmt die Zypresse zusammen mit den weichen Hügeln vor allem das Landschaftsbild der Toskana. Der Wechsel von weichen, runden Hügeln und strengen, dunkelgrünen Zypressen lässt wunderbar die Gegensätze zwischen weiblich und männlich, gefühlsbetont und streng erkennen und spüren.

Bräuche, Märchen und Mythen

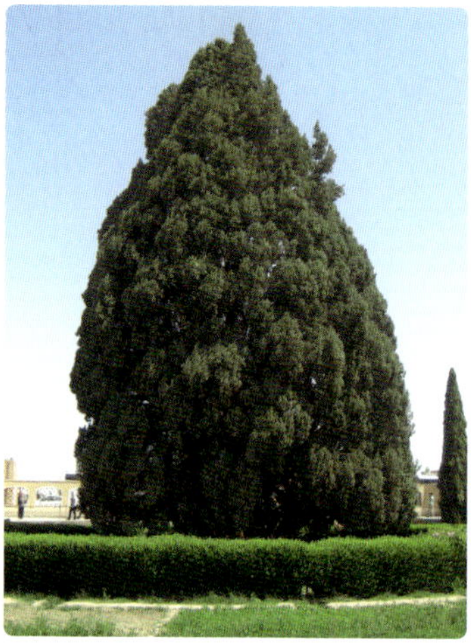

Seit dem Altertum galt die Zypresse als Baum des Todes und der Unterwelt und wurde auf Gräbern gepflanzt – oder es wurden Zypressenzweige bei Totenfeiern verräuchert. Verstorbenen legt man bis heute gern Zypressenzweige in das Grab oder in den Sarg. Noch heute prägt die Zypresse das Bild zahlreicher Friedhöfe in Südeuropa sowie im Orient.

Die schlanke, gen Himmel strebende Form der Zypresse symbolisiert den Gedanken des ewigen, unvergänglichen Lebens. In der islamischen Kultur spielt die Zypresse eine große Rolle: Als heiliger Baum und Symbol für das jenseitige Leben ziert sie Gebetsteppiche, die Spitzen stets gen Mekka weisend.

In der Stadt Abarqu in Iran steht eine 4000-4500 Jahre alte Zypresse mit einem Umfang von über elf Metern. Sie wird von der iranischen Bevölkerung sehr verehrt.

Volksheilkunde

Die volksheilkundliche Verwendung der Zypresse kommt ursprünglich aus den Mittelmeerländern, ist aber auch in Mittel- und Nordeuropa schon länger bekannt.

Zypressenholz war Bestandteil medizinischer Räucherpulver und wurde mit Rosmarin, Thymian, Weihrauch und Lorbeer vermischt. Zusammen mit Huflattichblättern wurde es früher in der Apotheke zu sogenannten Asthmazigaretten gedreht und an Asthmatiker verkauft. Das Pulver der Früchte und Blätter wurden in einer Paste verarbeitet und bei Warzen, Krampfadern und Hämorrhoiden verwendet.

Das ätherische Öl der Zypresse

Zur Herstellung des Öls werden die Zweige zusammen mit den Zapfen über einen Zeitraum von acht Stunden destilliert. Das Öl wird vorrangig im Mittelmeerraum produziert.

Tipps und Erfahrungen

Eine wichtige Eigenschaft des Zypressenöls ist, die übermäßige Produktion verschiedenster Körperflüssigkeiten einzugrenzen. Das Öl hilft bei Wassereinlagerungen, bei starker Schweißbildung, bei übermäßigen Regelblutungen, bei Fließschnupfen und tränenden Augen oder bei Heuschnupfen.

Aufgrund von unterschiedlichen Monoterpenen und dem Sesquiterpenol Cedrol wirkt Zypressenöl tonisierend auf die Venen. Zypressenöl findet sich auch in Mischungen bei zu starker Schweißproduktion zum Beispiel im Deodorant.

Für schnell fettendes Haar können einige Tropfen des Öls in ein Shampoo gegeben werden. Bei starken Menstruationsblutungen kann Zypressenöl helfen, den Schwall der Blutung zu vermindern. 1 bis 2 Tropfen Zypressenöl auf den äußeren Rand der Monatsbinde träufeln, sodass das Öl mit den Schleimhäuten nicht in Kontakt kommt. Zypressenöl hilft auch bei Nasenbluten. 1 bis 2 Tropfen auf ein Tuch geben und im Nacken auf die Haut legen.

Bei Wasseransammlungen in den Beinen hat sich Zypressenöl vor allem wegen des Inhaltsstoffs Terpinen-4-ol bewährt. Hier eignet sich eine Mischung in Kombination mit Zitronenöl. Allen, denen bedingt durch eine allergische Erkrankung (Hausstaubmilbenallergie oder Heuschnupfen), regelmäßig Wasser aus den Augen und der Nase schießt, ist Zypressenöl in einer Mischung mit Zedernöl zum Beispiel als Riechfläschchen oder im Inhalierstift sehr ans Herz zu legen. Es stoppt den Fließschnupfen und die tränenden Augen. Aufgrund des Inhaltsstoffs Abienol (ein Diterpenalkohol) wird Zypressenöl zu den hormonell ausgleichenden ätherischen Ölen gezählt und ist deshalb speziell in Klimakteriumsölmischungen für Frauen mit Hitzewallungen wirkungsvoll einsetzbar.

Zypressenöl hilft immer dann, wenn wir in irgendeiner Weise die „Struktur" verlieren.

Im psychischen Bereich unterstützt uns das Öl, wenn wir emotional stark aufgewühlt sind oder „zu nah am Wasser gebaut haben", aber einen klaren Kopf benötigen. Einfach an einem Fläschchen mit Zypressenöl oder an einem mit ein paar Tropfen Zypressenöl beträufelten Inhalierstift schnuppern, und schon werden die Augen wieder trocken. Für uns Frauen ist der Duft in sehr gefühlsbetonten Situationen ein schneller Helfer, um uns wieder konzentrieren und auf das Wesentliche besinnen zu können.

Portrait Zypressenöl

Cupressus sempervirens

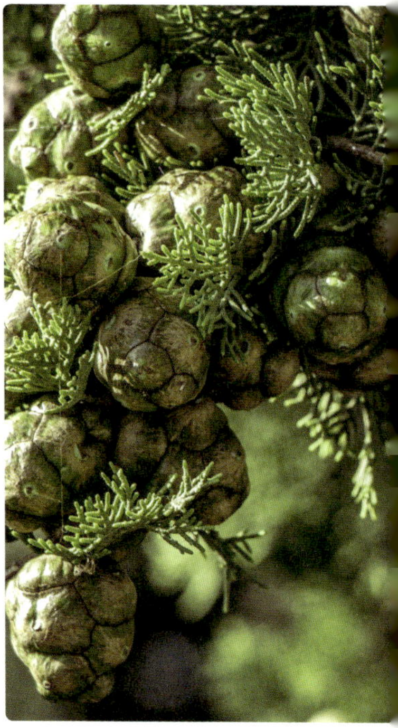

Herkunft, Gewinnung und Qualität

Herkunft: Frankreich, Mittelmeerländer, Nordafrika, Algerien
Gewinnung: Wasserdampfdestillation
Pflanzenteile: Zweige und Zapfen
Destillationszeit: 8 Stunden
Ausbeute: 1–2 %,
70 kg Holzspäne ergeben ca. 1 kg ätherisches Öl
Qualität: kbA (kontrolliert biologischer Anbau)

Eigenschaften

Farbe: farblos
Duftnote: ▲ Kopfnote
Duft: herb, leicht kratzig, holzig
Haltbarkeit: 2 Jahre nach Öffnen der Flasche

Mischt sich gut mit

Ho-Blätter, Immortelle, Lemongrass, Litsea, Palmarosa, Patchouli, Rosengeranie, Salbei, Wacholder, Wacholderbeere, Zeder, Zitrusölen

ca. 74 % Monoterpene	**(v. a. 50 % α-Pinen, 17 % δ-3-Careen)**
ca. 4,5 % Monoterpenole	**(v. a. Terpinen-4-ol)**
ca. 3 % Sesquiterpene	**(v. a. Germacren D)**
ca. 4 % Ester	**(v. a. Terpinylacetat)**
ca. 2 % Sesquiterpenole	**(v. a. Cedrol)[1]**

Körperliche Wirkung

- lymphflussstimulierend
- entstauend (Ödeme)
- astringierend
- gefäßverengend bei Varizen
- desinfizierend
- desodorierend
- schweißhemmend
- blutungsregulierend (Menstruation)
- blutstillend (Nasenbluten)

Anwendung

- Cellulite
- Bindegewebsschwäche
- Krampfadern
- Hämorrhoiden
- Fettige Haare
- Nassrasur
- Allergischer Schnupfen
- Übermäßiges Schwitzen
- Menstruationsblutung
- Couperose

Psychische Wirkung

- konzentrationsfördernd
- aufrichtend
- gedankenklärend

Anwendung

- Gefühle des Zerfließens
- Stimmungsschwankungen
- Konzentrationsschwäche

Anwendungsformen

Deos, Duftbrunnen, Duftlampe, Fußsprays, Körper- und Massageölmischungen, Shampoos, Rasierwässer, Stream, Vernebler, Wickel

„Beinwohl“

Für Frauen

Cellulite

100 ml Sesamöl
5 Tr. Zypresse
5 Tr. Wacholderbeere
5 Tr. Zeder
5 Tr. Rosengeranie
10 Tr. Orange

Sesamöl in ein Braunglasfläschchen füllen und die ätherischen Öle hinzufügen, verschließen und schütteln. Die Mischung duftet angenehm und pflegt die Haut. Sie eignet sich besonders gut für Frauen mit Bindegewebsschwäche und kann regelmäßig angewendet werden.

Haltbarkeit: 6 Monate

Zypressenpuder

Bei übermäßigem Schwitzen

Schweißbildung

50 g Talkumpuder
4 Tr. Zypresse
4 Tr. Salbei
6 Tr. Zitrone

Ätherische Öle in das Talkumpuder (Apotheke oder Reformhaus) träufeln und die Mischung durch ein Teesieb geben, damit sich die kleinen Klümpchen auflösen. Morgens nach dem Duschen die betroffenen Regionen einpudern (z. B. Füße und Zehenzwischenräume). Bindet den Schweiß und reguliert die Schweißproduktion.

Haltbarkeit: 1 Jahr

„Entspannt Einschlafen“

Wenn sich das Gedankenkarussell wieder einmal zu schnell dreht

Gedankenkarussell

50 ml Aprikosenkernöl
2 Tr. Zypresse
5 Tr. Muskatellersalbei
1 Tr. Lavendel fein

Am Abend Schulter und Nackenbereich sanft massieren.
Haltbarkeit: 6 Monate

Zypressen-Lymphdrainage-Öl

Entstauende Wirkung für Arme und Beine

Lymph-drainage

50 ml Sesamöl
12 Tr. Zypresse
5 Tr. Wacholder
1 Tr. Immortelle (bei nach Bedarf)

Sesamöl in ein Braunglasfläschchen (50 ml) geben und die ätherischen Öle hinzuträufeln. Das Fläschchen verschließen und schütteln. Morgens und abends im Bereich der Lymphbahnen auf die Haut auftragen und einmassieren. Wirkt entwässernd, entstauend und entgiftend. Die Mischung eignet sich auch für eine regelmäßige Anwendung.

Haltbarkeit: 6 Monate

Nasenöl Zypresse

Bei Fließschnupfen

Schnupfen

5 ml Jojobaöl
1 Tr. Zypresse
1 Tr. Atlaszeder
1 Tr. Cajeput

Jojobaöl in ein Fläschchen füllen und ätherische Öle hinzufügen.Ein paar Tropfen der Mischung auf einen Watteträger geben und vorsichtig an den Rändern der Nasenöffnung sowie außen auf den Nasenflügeln verteilen.

Bronchialöl

Für Kinder

Husten

20 ml Mandelöl
2 Tr. Zypresse
2 Tr. Cajeput
1 Tr. Lavendel fein

Mandelöl in ein Fläschchen füllen und die ätherischen Öle dazuträufeln.
Zweimal täglich auf Brust und Rücken des Kindes auftragen.
Ab drei Jahre.

Haltbarkeit: 6 Monate

Übungen mit Walddüften

Atme ein und aus,
um das Alte loszuwerden
und das Neue zu ersetzten.

Chuang Tzu

In Japan ist es üblich, im Zusammenhang mit Shinrin Yoku (Waldbaden) auch Meditation, Yoga, Qi-Gong, Atem- und Achtsamkeitsübungen zu praktizieren. Es gibt eine Vielfalt an kreativen Variationen dieser Übungen, folgend möchten wir Ihnen einige vorstellen.
Wenn Sie bereits Yoga- oder Qi-Gong-Übungen kennen, dann empfehlen wir Ihnen, diese hin und wieder auch im Wald oder mit Walddüften zu Hause zu machen.
Durch die tiefere Atmung während der Übungen wirken sich die Walddüfte mit ihren vielen Inhaltsstoffen besonders wohltuend aus.

Bauchatmung

Während unserer täglichen Aktivitäten atmen wir oft zu kurz, zu flach oder zu schnell. Besonders in stressigen Zeiten, wenn wir aufgeregt sind oder Angst haben, atmen wir meistens flach und hektisch. Der Atem „fließt“ nicht mehr, und dadurch wird unser Körper – die Organe, die Muskeln und vor allem das Gehirn – nicht mehr ausreichend mit Sauerstoff versorgt.

Eine tiefe und ruhige Bauch- oder Zwerchfellatmung stärkt unsere Selbstheilungskräfte und macht uns gelassener und wacher.

Ein geringer Sauerstoffgehalt im Gehirn führt jedoch zu Müdigkeit, Erschöpfung und ängstlichen Gefühlen. „Tief durchatmen“, das sagt sich leicht, ist aber gar nicht so einfach. Zwei Drittel aller Menschen nutzen während ihrer Atmung kaum das Zwerchfell und atmen mehr in die Brust und weniger in den Bauch.

Eine optimale Atmung verläuft ohne Anstrengung durch die Brust in den Bauch bis zum Zwerchfell, und das im Rhythmus 5–7–8. Das heißt: durch die Nase einatmen und bis 5 zählen, dann ausatmen und bis 7 zählen. Wer diesen Ablauf 8 Minuten befolgt, kann besser einschlafen und beruhigt sich schneller in Stresssituationen. Bauchatmung hat zudem sehr gute Auswirkungen auf die Durchblutung und die Verdauung und wirkt wie eine kleine Massage der inneren Organe. Außerdem senden wir an das Gehirn die Information „Alles gut, du kannst entspannen!“, und somit beruhigt sich unser gesamter Organismus.
Atemübungen sind in Verbindung mit Waldspaziergängen oder dem Inhalieren von ätherischen Waldölen (z. B. Duftlampe oder Airspray) – mit ihrem hohen Monoterpenanteil – besonders zu empfehlen. Gerade in stressigen Zeiten helfen sie, wieder tief durchzuatmen, und stärken die Abwehrkräfte gegen Erkältungskrankheiten u.v.m.

Waldmeditation – vom Stress zur Stille

Suchen Sie sich für diese Meditiaton einen geeigneten Platz, und beduften Sie den Raum mit einem ätherischen Waldöl Ihrer Wahl.

„Grün ist die Farbe der Heilung und der Hoffnung. Es gibt eine Kraft aus der Ewigkeit, und diese Kraft ist grün.“

Hildegard von Bingen

Setzten Sie sich mit gekreuzten Beinen auf ein festes Sitzkissen, sodass die Knie etwas tiefer liegen als Ihr Becken. Der Rücken sollte aufrecht sein, ohne Hohlkreuz. Ihre Hände liegen entspannt auf den Knien oder im Schoß. Ihr Blick ist leicht nach unten gerichtet, die Augen sind entweder geschlossen oder leicht geöffnet.
Alternativ können Sie natürlich auf einem Stuhl oder Hocker sitzen. Achten Sie darauf, dass Sie auf dem vorderen Drittel des Stuhles sitzen, dies macht es leichter, den Rücken gerade zu halten. Legen Sie Ihre Hände auf Ihre Oberschenkel, und richten Sie jetzt Ihre Aufmerksamkeit auf den Atem.
Geben Sie dem Ausatmen für die ersten Atemzüge ein wenig mehr Zeit als für die Einatmung. Sie werden merken, wie allein schon der Fokus auf Ihre Atmung hilft, ein wenig Abstand zum Alltag und zu kreisenden Gedanken zu bekommen.
Falls Sie sich durch innere Unruhe oder lästige Gedanken gestört fühlen, so lassen Sie diese zu. Sie sind ein Teil von Ihnen. Werden Sie zum Beobachter, dann verlieren Gedanken und aufwühlende Gefühle an Kraft.

Stellen Sie sich vor: Sie befinden sich in einem Wald auf einer sonnendurchfluteten Lichtung. Goldene Sonnenstrahlen fallen durch die Äste und Zweige, Vögel zwitschern, und es duftet intensiv nach Holz, Harz und dampfendem Waldboden.
Stellen Sie sich nun vor, wie Sie mit jeder Einatmung sonnendurchflutetes grünes Licht einatmen. Mit diesem Licht verbinden Sie sich mit den wunderbaren, stärkenden Heilkräften des Waldes. Das grüne Licht fließt durch Ihre Nase in die Lungen, dann in den Bauchraum und Ihr Becken und weiter in Ihre Beine, Füße und Zehen. Danach steigt es langsam hoch, fließt in Ihre Arme und Hände und weiter durch Ihren Hals in den Kopf. Ihr gesamter Körper ist jetzt in hellgrünes Licht getaucht.
Ab jetzt sollten Sie kein grünes Licht mehr einatmen. Halten Sie die Vorstellung des Lichts in Ihrem Körper, und lassen Sie Ihren Atem ganz natürlich fließen. Genießen Sie, wie wohltuend sich Ihr Bad in dem grünen Licht auf Körper, Seele und Geist auswirkt. Stellen Sie sich vor, wie sich durch das Licht alles Störende und Blockierende, sei es körperlich oder auf emotionaler Ebene, auflöst und wie Sie mit neuer Kraft versorgt werden. Ruhe und Gelassenheit erfüllt Sie.
Wenn Sie nach einiger Zeit merken, dass Ihr Geist abschweift und Sie unkonzentriert werden, dann machen Sie einige tiefe Atemzüge, und lösen Sie sich langsam aus Ihrer Imagination. Bewegen Sie etwas Ihre Glieder, und richten Sie Ihre Wahrnehmung wieder auf Ihr Sitzkissen und auf Ihre Umgebung.
Machen Sie diese Übung zu Anfang erst einmal nur für einige Minuten. Wenn sie Ihnen zusagt, dann können Sie die Übung natürlich schrittweise zeitlich ausdehnen.

Stehen wie eine Kiefer

„Stehen wie ein Baum“ ist eine sehr alte, traditionelle Qi-Gong-Übung. Aus ihr sind viele Variationen an Stehübungen hervorgegangen, unter anderem auch die vorliegende Übung „Stehen wie eine Kiefer“. Bereits im alten China galt die Kiefer als Symbol für Zähigkeit, Standhaftigkeit und Langlebigkeit. Auch heute noch sind in der Chinesischen Heilkunde Qi-Gong-Stehübungen unverzichtbar, um organische und psychosomatische Störungen sowie auch schwere Krankheiten zu behandeln.
Die Übung hilft uns, fest mit der Erde verbunden zu sein und die Energien von Himmel und Erde (Yin und Yang) frei fließen zu lassen. Falls zur Hand, geben Sie ein paar Tropfen Kiefernöl in Ihre Duftlampe: Stehen Sie aufrecht, und nehmen Sie mit Ihren

Füßen Kontakt mit dem Boden auf. Ihre Knie sind leicht gebeugt (d. h. nicht durchgedrückt), Ihre Füße stehen schulterbreit, und die Zehenspitzen zeigen leicht nach außen.

Heben Sie jetzt Ihre Arme in Höhe Ihres Bauchnabels, und deuten Sie mit den Armen einen Kreis an, als ob Sie einen Ball halten würden. Die Fingerspitzen zeigen zueinander, berühren sich aber nicht. Kopf und Schultern sind ganz entspannt, Ihr Blick ist drei bis fünf Meter vor Ihnen auf den Boden gerichtet.

Qi-Gong-Übungen bringen Körper und Geist in Einklang. Sie zentrieren, entspannen, lockern Muskeln und Gelenke und bauen Qi (Lebenskraft) auf.

Versuchen Sie, einen festen Stand zu haben, und stellen Sie sich jetzt vor, wie Ihre Füße immer tiefer in den Boden sinken. Wie die Wurzeln eines Baums verankern sich Ihre Füße fest mit dem Boden, und Sie spüren die Kraft der Erde.

Wenn Sie das Gefühl haben, genug Kontakt zur Erde zu haben, dann lenken Sie Ihre Aufmerksamkeit auf Ihre Beine. Spüren Sie, wie die Kraft der Erde durch Ihre Beine strömt, weiter in Bauch, Brustraum und Arme fließt und schließlich Ihren Kopf erreicht. Ihr Rumpf gleicht jetzt einem Baumstamm: kräftig, stark, durchlässig und voller Leben.

Stellen Sie sich jetzt vor, wie Ihre Schultern und Ihre Arme die Äste eines Baumes bilden. Ihr Kopf ragt wie eine Baumkrone in den Himmel – der Sonne und den Wolken entgegen.

Spüren Sie, wie sich die Zweige mit den Nadeln sanft im Wind bewegen und wie Sie die Wärme der Sonnenstrahlen und die Feuchtigkeit des Regens in Ihrem „Baum-Dasein" dankbar aufnehmen.

Richten Sie jetzt Ihre Aufmerksamkeit abwechselnd auf Füße, Rumpf, Schultern, Arme und Kopf, und spüren Sie, wie die Krafte der Erde und die Kraft des Himmels Sie durchströmt. Wie ein Baum sind Sie jetzt Mittler zwischen Himmel und Erde: im Boden tief verankert, in der Mitte durchlässig und oben bereit, das Licht der Sonne und die Energie des Kosmos aufzunehmen. Sie stehen jetzt im Zentrum der Welt, standhaft, kraftvoll und durch nichts aus der Ruhe zu bringen.

Wenn Sie merken, dass Ihre Haltung nach einer Weile unbequem wird, dann lösen Sie sich langsam aus Ihrer Imagination. Bewegen Sie sich ein wenig, und massieren Sie Ihre Glieder.

Da wir nicht gewohnt sind, in dieser Weise lange zu stehen, empfehlen wir Ihnen, die Übung anfangs nicht zu sehr auszudehnen.

Rezepturenverzeichnis

Literaturhinweis

Arvay, Clemens G.: Der Biophilia Effekt, Ullstein 2016, Berlin

Beiser, Rudi: Mensch und Baum, Ulmer Verlag 2017, Stuttgart

Daecke, Olaf: Die Sprache der Bäume, Urachhaus 2005, Stuttgart

Die kleine Reihe: Bäume werden stark unter dem Wind, Mira 1992, Künzelsau

Fischer, Susanne: Blätter von Bäumen, Irisiana, Hugendubel 1986, München

Haerkötter, Gerd und Marlene: Das Geheimnis der Bäume, Anaconda 2016, Köln

Huber, Andrea: Die Heilkraft der Bäume, BLV 2015, München

Jaksch, Nina: Was Sie schon immer über ätherische Öle wissen wollten, Primavera 2000, Sulzberg

Primavera AromaexpertInnen: Fachbuch der Aromatherapie Bd. II, 2009 + Bd. III 2013, Primavera Life, Oy-Mittelberg

Kettenring, Maria M.: Hausapotheke Ätherische Öle, Joy Verlag 2014, Oy-Mittelberg

Laudert, Doris: Mythos Baum, BLV 1999, München

Lehmann, Meike: Das literarische Buch der Bäume, Marix Verlag 2016, Wiesbaden

Li, Qing: Die wertvolle Medizin des Waldes, Rowohlt Polaris, Reinbek 2018

Mindell, Dr. Earl: Der Happiness Effekt, Mankau Verlag 2016, Murnau

Moser, Maximilian: Das Geheimnis der Zirbe, Servus Verlag 2018, Salzburg

Moser M., Thoma E.: Die sanfte Medizin der Bäume, Servus Verlag 2018, München

Rizzolli S., Gasteiger H.: Die Zirbe, Athesia 2017, Bozen

Storl, Wolf-Dieter: Wir sind Geschöpfe des Waldes, Gräfe und Unzer Verlag 2019, München

Strassmann, René A.: Baumheilkunde, AT Verlag 2003, Aarau

Thuja, Aleke: Liebeserklärung an Bäume, Verlag Bert Schlender 1984, Göttingen

Wabner, Dietrich: Aromatherapie, Urban und Fischer 2008, München/Jena

Werner M.; von Braunschweig R.: Praxis Aromatherapie, Haug 2006, Stuttgart

Wohlleben, Peter: Das geheime Leben der Bäume, Ludwig 2015, München

Yoshifumi, Prof. Dr. Miyazaki: Shinrin Yoku Heilsames Waldbaden, Irisiana Verlag 2018, München

Zeh, Katharina: Handbuch Ätherische Öle, Joy Verlag 2005, Oy-Mittelberg

Zimmermann, Eliane: Aromatherapie für Pflege- und Heilberufe, Haug Verlag 2018, Stuttgart

Fußnote

1: Alle Angaben in Übereinstimmung mit den Analysezertifikaten (Ausgabe 2018) der Firma Primavera Life GmbH, Oy-Mittelberg.
(Anmerkung: Die Zusammensetzung der Inhaltstoffe ätherischer Öle unterliegt Schwankungen. Abweichungen können sich je nach Charge, Jahrgang und Herkunftsland des Öls ergeben.)

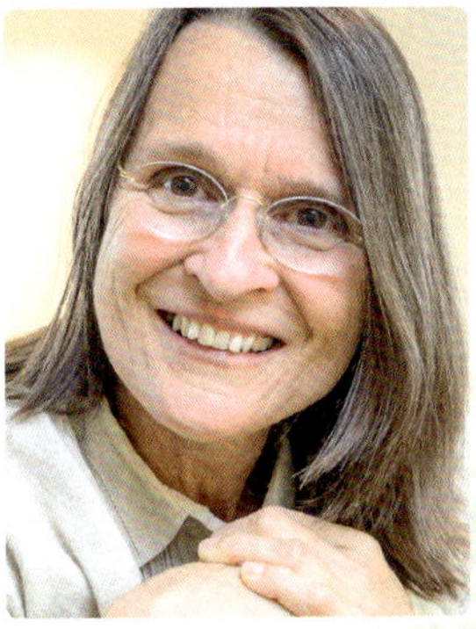

Anusati Thumm
International ausgebildete Aromaexpertin, Autorin.
Seit 30 Jahren Seminarleiterin und Ausbildungsleiterin der Fachausbildung „Ärztlich geprüfte Aromaexpertin" (Primavera-Fachausbildungen). Organisiert und moderiert seit vielen Jahren Aromatherapie-Kongresse und leitet Duftreisen zu verschiedenen Anbauprojekten weltweit.

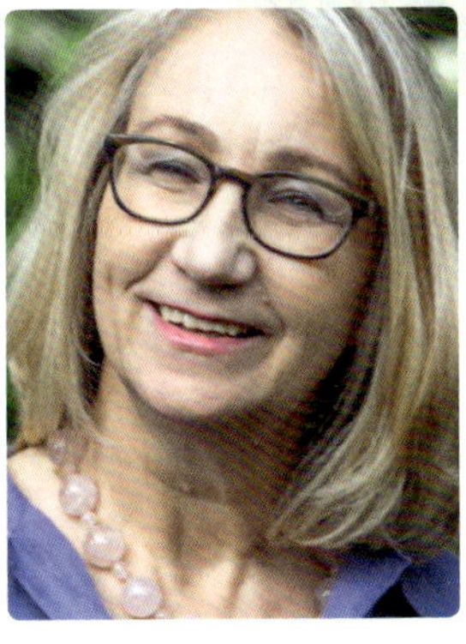

Maria M. Kettenring
Aroma- und Dufttrainerin, Autorin zahlreicher Bücher. (www.villaroma.de)
Seit 1987 hält die Aromaexpertin fortlaufend Seminare und Vorträge und leitet Duft- und Studienreisen. Ausbildung zur Kursleiterin in *Waldbaden – Achtsamkeit im Wald* (Deutsche Akademie für Waldbaden und Gesundheit, Landau).

Die in diesem Buch enthaltenen Empfehlungen und Angaben sind von den Autorinnen mit größter Sorgfalt zusammengestellt und geprüft worden. Eine Garantie für die Richtigkeit der Angaben kann aber nicht gegeben werden. Autorinnen und Verlag übernehmen keine Haftung für Schäden und Unfälle. Bitte setzen Sie bei der Anwendung der in diesem Buch enthaltenen Empfehlungen Ihr persönliches Urteilsvermögen ein.
Der Verlag Eugen Ulmer ist nicht verantwortlich für die Inhalte der im Buch genannten Websites.

Impressum

Bibliografische Informationen der Deutschen Bibliothek: Die Deutsche Nationalbibliothek verzeichnet diese Publikation in der Deutschen Nationalbibliografie; detaillierte bibliografische Daten sind im Internet über http://dnb.d-nb.de abrufbar.

Wollgrasweg 41, 70599 Stuttgart (Hohenheim)
E-Mail: info@ulmer.de
Internet: www.ulmer-verlag.de
Korrektorat: Redaktionsbüro Feldbaum, Augsburg
Umschlaggestaltung, Satz und Layout:
Feliza K.-von Beckerath
Druck und Bindung: AZ Druck und Datentechnik GmbH, Kempten
Printed in Germany

ISBN 978-3-8186-2420-0

Bildnachweis

Titelbild: Shutterstock © ella1977
Umschlagrückseite: Fotolia: © Antonioguillem
Inhalt:©Primavera Life: Foto: Anne-lise Cornet: S. 52, 53, 54;
© Gudrun Stirner, Veronika Martin: S. 45 r., 61 u., 72-73, 121 li. + re., 138;
© Bergila: 60 o., 60 u., 61 o.
© Anusati Thumm: S. 31 o., 66, 128, 132, 136, 144, 157; © Maria M. Kettenring: S. 157
Shutterstock ©: S. 64-65/islavicek, 66/Scisetti Alfio, 70/Milan Rybar, 91/arenysam, 93/Anna Om, 98/Misne u., 112 © dudinart, 137/Bos11, 143/Pro-Fashion, 146/MenchOB;
Fotolia ©: 2 ©sashka1313, 4-5 ©John Smith, ©by-studio, ©Antonioguillem, ©Andreas P, ©ronstik, ©kazmulka, ©Rido, 6 ©ohenze, 8 ©AVTG, 10 ©contrastwerkstatt, 10 ©Roberta Zanlucchi, 22 ©Victoria Kondysenko, 30 ©Schlegelfotos, 31 u. ©Therese‘ Chenoweth 34 ©ChrWeiss, 36-37 ©cascoly2, 38 ©Hans und Christa Ede, 39 ©schapinskaja, 41©charly_lippert, 42© Anna, 44© dutchlight, 45© hhelene, 48 ©ss404045, 51-51 ©happy_finch, 56-57 ©bikemp, 58 ©Lunghammer, 62 ©Andrea M. Trautmann, 66, © lubbas, 75 © lubbas, 74 ©Adamus, 77 ©luciezr, 78 ©aga7ta, 80-81 ©bnorbert3, 82 ©Mauro Rodrigues, 84 ©ozdereisa, 86 o. ©Mara Zemgaliete, 86 u. + 88-89 ©zia_shusha , 90© arenysam, 96-97 ©Fabian, 102-105 ©besjunior, 106 o. ©lubbas, 106 u. ©Swetlana Wall, 107 ©DanBu.Berlin , 110© Fabian, 113 + 114-115 ©Petro Teslenko, 116© Olaf Simon, 117© Michael Tieck, , 122 ©Adam Radosavljevic, 124 ©Michelle, 126-127 ©Adam Radosavljevic, 129 ©Arpad, 134-135 ©zayacsk, 140-141 ©barmalini, 142 ©sergejson, 148-149 ©LianeM, 150 + 152, ©photosvac.; CC BY-SA3.0: S. 94: ©Rogów_6, S. 98 o.: Siberi_©nulg-3, S. 100: ©Crusier

MIX
Papier | Fördert gute Waldnutzung
FSC® C008457
FSC www.fsc.org

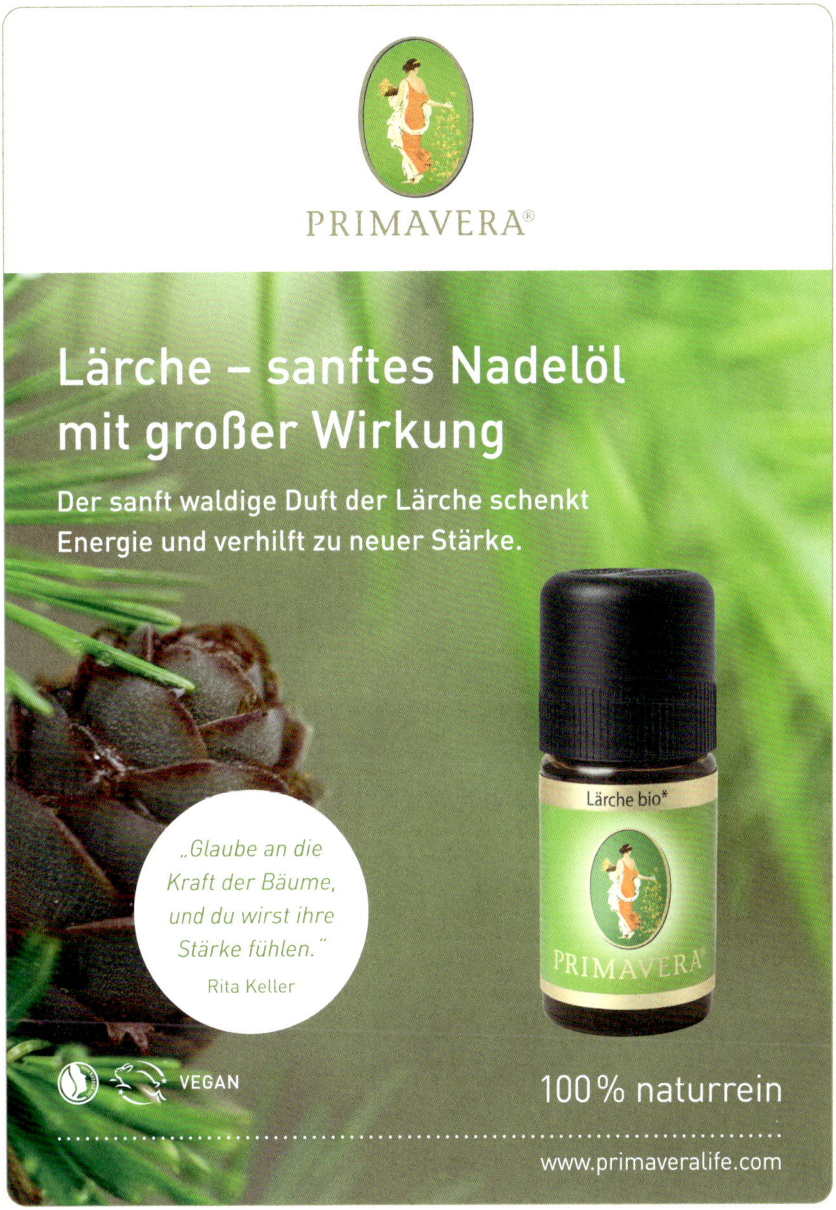
PRIMAVERA®
Lärche – sanftes Nadelöl mit großer Wirkung
Der sanft waldige Duft der Lärche schenkt Energie und verhilft zu neuer Stärke.
Lärche bio*
PRIMAVERA®
„Glaube an die Kraft der Bäume, und du wirst ihre Stärke fühlen."
Rita Keller
VEGAN
100 % naturrein
www.primaveralife.com